認知障礙症照顧者指南

認知障礙症照顧者指南

預防、減少和應付行為症狀的活動和策略

Laura N. Gitlin、Catherine Verrier Piersol 著

黃凱茵、蔡澤培、梁綺雯 譯

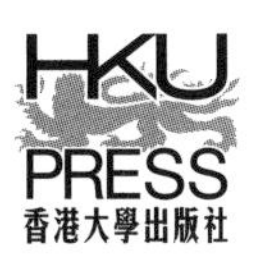

A Caregiver's Guide to Dementia: Using Activities and Other Strategies to Prevent, Reduce, and Manage Behavioral Symptoms by Laura N. Gitlin and Catherine Verrier Piersol was originally published by Camino Books, Inc. in 2014. Chinese translation published by arrangement with Camino Books, Inc.

This complex Chinese character translation is published by arrangement with Sau Po Centre on Ageing, the University of Hong Kong.

香港大學出版社
香港薄扶林道香港大學
https://hkupress.hku.hk

ISBN 978-988-8528-62-2（平裝）

10 9 8 7 6 5 4 3 2 1

亨泰印刷有限公司承印

目錄

譯者序

照顧患有認知障礙症的親友一點都不簡單。譯者在日常的研究工作中，不時都需要訪問一些家屬照顧者；每有談及照顧的經歷，常常都會見到照顧者淚灑當場。越是關懷患者的親友，似乎越難自處：由於認知障礙症可以改變一個人的行為模式，包括性情、習慣、思考邏輯，有時會令身邊至親感到傷心、困惑、無法適應。事實上，研究亦告訴我們，認知障礙症不單單是個人的疾病：它影響至少兩個人——包括患者和主要照顧者。照顧者由於壓力等因素，比一般人更容易患有抑鬱、免疫力下降、以至各種身體病患。如何保護照顧者免受這些痛苦，是我們十分關心的問題。

這是我們翻譯本書的原因。本指南中所涉及到一些學術上稱為「認知障礙症心理及行為症狀」(behavioural and psychological symptoms of dementia，BPSD)的情況，往往是令照顧者不知所措、卻又必須要每天面對的問題。幸而，越來越多的證據證明，不少非藥物介入方法例如活動安排、以人為本的照顧、認知刺激治療小組等，對於改善症狀以至照顧者的健康，都有莫大幫助。本書的原作者綜合了幾十年的認知障礙症及照顧者臨床工作與研究經驗，以深入淺出而實務的手法，為照顧者介紹各種應對技巧與照顧原則。藉著交流分享這些外國的經驗，我們希望能為本地的照顧者帶來一點支援與啟發。

認知障礙症並不是新近出現的疾病，而且十分普遍：全球現有約五千萬人患有認知障礙症，而在本港則估計約有十萬名患者。雖然目前尚未有方法根治疾病，但至少全球各地都已積累了許多的智慧，去了解如何透過改善溝通、相處，以及良性互動，減低疾病對家人與朋友的二次傷害。透過分享、凝聚這些照顧智慧，我們可望協助眾多的患者與照顧者，一同渡過疾病帶來的考驗。

譯者不過數名於學院工作的研究人員；對於照顧認知障礙症患者的技巧與心得的理解，只屬皮毛。在本書的翻譯與本土化過程中，如有遺漏不足之處，盼各位能不吝指教，藉此打開本地認知障礙症照顧者的智慧寶庫。

黃凱茵、蔡澤培、梁綺雯
二零二零年七月　香港

鳴謝

英文原著

本指南的內容取材自多個研究項目，分別由The National Institutes of Health，Pennsylvania Department of Health、The Alzheimer's Association和The Administration on Aging撥款資助。我們衷心感謝眾多參與上述研究項目的職業治療師和家庭照顧者，為改善指南中的照顧策略作出的貢獻。我們在此亦特別鳴謝May Corcoran博士和Tracey Vause Earland博士對初稿的貢獻。本指南可供家庭和服務提供者獨立使用，亦可應用在循證照顧者教育和照顧技巧培訓課程當中。

中文譯本

本指南得以出版，全賴田慶先先生向香港大學社會工作及社會行政學系捐助的「認知障礙症患者及照顧者非藥物介入及社區支援推廣」計劃支持。指南的翻譯工作和本地化過程獲得多位學者、文字翻譯工作者及長者服務研究人員參與協助，在此特別鳴謝周妙玲女士；香港大學社會工作及社會行政學系林一星教授、張艷博士、馬瑞玲女士及鄭珊珊女士。在此我們衷心感謝社會各界與一眾熱心工作者對認知障礙症照顧工作的參與和支持。

作者簡介

蘿拉・N・吉特倫(Laura N. Gitlin)教授擁有超過三十五年的教學和研究經驗，多年來竭力推動和發展認知障礙症的非藥物介入途徑，旨在支援照顧者照顧患者的日常生活，並提升患者和照顧者的生活質素。Gitlin教授曾榮獲多項殊榮，包括在2011年獲約翰霍普金斯大學(Johns Hopkins University)頒發 John Mackey 認知障礙症照顧卓越成就獎，在 2014 年獲美國老年學會(The Gerontological Society of America)頒發M. Powell Lawton獎，並於2015年獲選為美國護理學院(American Academy of Nursing)榮譽院士。Gitlin教授現為美國德魯修大學(Drexel University)護理及醫療專業學院院長及傑出大學教授。

凱薩琳・維利爾・皮爾索爾(Catherine Verrier Piersol)教授擁有超過三十五年職業治療的執業、教學及研究經驗，專注於改善認知障礙症患者、體弱長者及照顧者的狀況和生活。Piersol教授在2013年榮獲賓夕凡尼亞職業治療學會(Pennsylvania Occupational Therapy Association)頒發Stephen Heater卓越成就獎，並於2015年獲選為美國職業治療協會(American Occupational Therapy Association)院士。Piersol教授現為美國托馬斯傑弗遜大學(Thomas Jefferson University)職業治療學系系主任及教授。

譯者簡介

黃凱茵博士，畢業於香港大學李嘉誠醫學院精神醫學系，曾修讀哲學及心理學學士以及翻譯碩士，現為香港大學社會工作及社會行政學系助理教授、精神醫學系及秀圃老年研究中心榮譽研究員，從事精神健康研究及教育推廣工作。

蔡澤培先生，畢業於香港大學，先後修讀心理學學士和精神醫學碩士，從事長者精神健康和家庭照顧研究工作多年，現為香港大學社會工作及社會行政學系博士研究生和助理研究主任。

梁綺雯女士，畢業於美國南加州大學(University of Southern California)，主修健康推廣及疾病預防學，其後於香港大學取得公共衞生碩士學位，從事公共衞生和精神健康研究工作多年，現為香港大學社會工作及社會行政學系高級研究助理。

第一章

面對挑戰行為

挑戰行為

照顧認知障礙症患者的最大挑戰之一，是預防和處理患者的行為。行為症狀非常普遍，可以發生在認知障礙症的任何階段和任何類型當中。大多數患者在患病過程中，會經歷一種或多種行為症狀。某些行為可能會令患者感到困擾或身處危險當中，亦令身邊的人感到煩惱和沮喪。

在日常照顧患者時，可運用不同的活動和方法，預防或減少令人困擾的行為問題。目前我們尚不清楚為什麼患者會有異常的行為症狀。部分的行為可能是由腦部缺損導致的，而其他行為可能是在多種原因同時出現時發生的：我們可以識別這些情況，並作出相應的改善方法。導致這些行為的原因，可能與患者本身有關(例如潛在疾病、疼痛、睡眠不佳或缺乏安全感等)；或與照顧者有關(例如照顧者使用過於複雜的溝通方式、壓力太大而不知所措等)；或與周圍環境有關(例如太多或太少刺激、太雜亂、光線不足或給予患者的提示安排欠佳)。

在接下來的部分，我們會講述照顧者會感到挑戰的常見行為，與導致這些行為的可能因素、條件或「觸發點」，以及改變或消除這些因素的特定方法，從而預防或減少行為的發生。這些方法可在活動以外或與活動混合使用。

常見觸發行為症狀的情況

與認知障礙症患者相關的觸發點

- ❑ 由潛在的疾病導致的疼痛或不適
- ❑ 疲勞或睡眠不足
- ❑ 過度刺激
- ❑ 刺激不足或沈悶
- ❑ 受驚
- ❑ 混亂或迷失
- ❑ 受挫
- ❑ 焦慮或擔憂

- ❑ 恐懼
- ❑ 饑餓
- ❑ 太熱或太冷

與照顧者相關的觸發點

- ❑ 壓力過大、不知所措、抑鬱
- ❑ 與認知障礙症患者的關係差
- ❑ 溝通方式欠佳
- ❑ 健康狀況欠佳

與環境相關的觸發點

- ❑ 刺激太少
- ❑ 刺激太多
- ❑ 光線不足
- ❑ 難以找到方向
- ❑ 太雜亂
- ❑ 太熱或太冷

理解、識別和改變行為的可能觸發點

挑戰行為可能是由醫療問題引發的。如果某行為突然發生或頻率急劇增加，我們應特別考慮認知障礙症患者的醫療狀況。要了解行為的觸發點，向患者的醫生詢問以下問題是很重要的：

向醫生詢問些什麼？

- ❑ 藥物的副作用會導致這種行為嗎？
- ❑ 幾種藥物的相互作用會導致這種行為嗎？
- ❑ 患者會不會是因有感染或其他潛伏的疾病（如尿道感染、鼻竇炎、貧血等）而引發這種行為？
- ❑ 他可能是感到疼痛或不適嗎？
- ❑ 他可能有脫水或便秘嗎？
- ❑ 他是否因視力或聽力問題而導致行為惡化？

要幫助識別觸發行為的其他潛在因素，如環境因素，照顧者可問問自己這些問題：

- ❑ 在**哪裡**（Where）發生？
- ❑ 在**什麼時候**（When）發生？

- ❑ 出現有多**頻密**？（How frequent）
- ❑ 出現時**誰**在場？（Who）

例如：這行為問題只有在離家、吃飯或穿衣服的時候發生嗎？透過確定行為問題發生時的環境因素，你可能可以識別誘發該行為的一些因素，從而改變它們。使用「行為追蹤表格」（第八章，第70頁）能幫助你追蹤和記錄患者在1至2星期內的行為。

接下來，回想一下行為的結果：當行為發生時或剛結束後，你和患者發生了什麼事？

例如：你感到非常煩惱嗎？你有表達你的憤怒或沮喪嗎？患者是否變得更加躁動？使用「行為追蹤表格」記錄行為出現後的事情，以及你認為可能引起行為的原因，可能會有幫助。

如何面對行為？

根據你收集有關行為發生前、發生期間和之後的資料，下一步是運用「腦激盪法」去得出可能預防、減少或面對該行為的策略。

- ❑ 「腦激盪法」是一種透過自發思考，運用具創新主意來解決問題的方法，過程中無須立即判斷想法是否有效。在「腦激盪」約10分鐘後，再來嚴謹地判斷想法是否可行。你可以與專業醫護及照顧人員或其他擁有相關經驗的人進行「腦激盪」。以下是「腦激盪法」的一般指導原則：
  - ○ 每次只處理一種行為
  - ○ 考慮你的個人目標（例如：預防行為、減少其發生、確保患者在行為出現時的安全）
  - ○ 考慮哪些觸發因素可以改變
  - ○ 查看本指南提供的策略
  - ○ 選擇一些最適合你的策略
- ❑ 這些策略旨在協助減少行為或在該行為發生時的處理，並確保患者安全、舒適和滿足，以及保存照顧者的力量、時間、耐性和財務資源。

「腦激盪」後，嘗試使用一個或多個方法：

- ❑ 試一試你挑選的方法
- ❑ 視乎針對的行為，每次嘗試一種或幾種方法
- ❑ 你可能需要嘗試該方法一至兩星期，才能發現患者的行為有所改變
- ❑ 如果你發現某種方法使行為變得更差，請停止使用
- ❑ 你可以與專業醫護及照顧人員一起檢視你的情況
- ❑ 溝通是非常有效的方法——請優先嘗試

最後，評估你所使用的方法是否有效：

- ❑ 記錄和監察哪些方法似乎能減少或處理行為問題
- ❑ 如果這些方法起不了作用，請嘗試其他你從「腦激盪法」中得出的方法。你亦可以與家人、專業醫護及照顧人員和患者的醫生一起討論，以尋找處理該行為的其他策略。

何時尋求專業協助？

除了使用本指南及向認知障礙症患者的醫生求助外，其他類別的專業人士也可以提供協助，例如具有認知障礙症照顧知識的職業治療師。職業治療師或其他專業人員可以協助你如何實行本指南建議的策略。如想聯繫他們，可以透過醫生或長者服務單位（如長者地區中心或長者鄰舍中心）轉介。

❑ 具有認知障礙症相關經驗的職業治療師專責：

  ○ 評估患者的能力
  ○ 協助你建立日常生活規律和使用活動
  ○ 提供改動家居環境的建議，保障患者安全，並令你更容易照顧患者
  ○ 選擇最適合你的具體策略
  ○ 幫助你減輕壓力並照顧好自己

❑ 何時需要轉介接受職業治療？

  ○ 當你需要幫助患者建立更安全的家居環境
  ○ 當你需要實行本指南中的策略，或修改它們來切合你的需要
  ○ 當患者持續拒絕照顧，或在洗澡、上廁所、穿衣服、餵食或梳洗方面有困難
  ○ 當你不確定患者是否可以獨處
  ○ 當你需要幫助計劃日常規律和/或為自己留時間
  ○ 當你不確定患者能做些什麼
  ○ 當你需要幫助選擇和運用活動
  ○ 當你不確定如何有效地與患者溝通
  ○ 當扶抱或移動患者令你背部或頸部受損

第二章

在日常照顧中運用不同活動

為什麼活動很重要？

隨著病情的演變，認知障礙症患者會慢慢失去活動能力，難以如往常一樣參與不同的日常活動，例如工作、駕駛、社交、以往的嗜好或照顧自己等。除此以外，患者可能會變得越來越難去思考應進行哪些活動、如何展開活動、組織和準備活動、按所需步驟進行活動；在進行活動時識別錯誤並自我糾正；或者理解要做些什麼。由於失去認知能力，令以往重視的日常活動變得難以成功進行，患者因而感到沈悶、挫敗、躁動或抑鬱等情況，這些都是很常見的。

然而，在整個患病的過程中，患者仍需要繼續有意義地投入在日常生活當中。透過參與日常活動，不同程度的患者均可以增強自我認同感，並感到生活有意義和目的。因此，我們需要持續地幫助患者保持目的感和參與具意義的活動。

運用合適的方法讓患者參與有意義和感興趣的活動是很重要的，因為幫助患者投入活動，是維持和提高他們生活質素的關鍵，也是日常照顧的一部分。這可以包括一些日常活動(如穿衣服、洗澡、準備飯菜)、嗜好(如園藝、散步、看照片、運動、將鈕扣或硬幣分類)，或其他個人興趣(如聆聽舒緩的音樂、觀看粵劇或其他有意思的影片)等。

只要準備得宜，幾乎所有活動都能讓不同認知能力水平的患者有效和具意義地參與。而採用符合患者個人**興趣**和**能力**的活動，對於患者及其照顧者都有好處。

活動的好處是什麼？

- ❑ 活動能促進認知障礙症患者的正面情緒和安康感

每個人都渴望感覺到自己被需要和有用。從事日常任務(如摺衣服)或參加有趣、愉快的活動(如聆聽音樂、將硬幣分類或散步)，都可以令人感到有成就和有意義。透過參與活動，可令人感到自身有價值、安全和正面。

- ❑ 活動能預防令人困擾的行為並改善情緒

當患者無法參與活動時，他可能會感到沈悶、挫敗、煩躁或不安。懂得如何讓患者參與合適的活動，可以防止這些情緒和行為的發生。讓患者有可預料掌握的規律、定時參與日常活動，能改善他的情緒。

- ☐ 活動可以使照顧工作變得更容易

對於照顧者來說，讓患者參與他喜歡的活動，可為自己騰出一些時間。此外，與患者一同參與一項你也感興趣的活動，你也可以樂在其中。

如何在日常照顧中加入活動？

患者可能需要不同形式的幫助，才能有效地進行活動。以下是患者可能需要幫助的一些主要範疇：

- 選擇合適的活動
- 準備活動
- 展開活動
- 了解活動的內容及步驟
- 規劃活動
- 組織活動
- 安全地參與活動
- 知道何時進行活動

要讓患者有效地參與活動，先要找出患者需要他人協助的地方。例如：如果他在展開活動時遇到困難，你可以使用言語「提示」來幫助他（「媽媽，這是我們最喜歡的相簿，我們現在來看看照片吧。」）。你也可考慮以下循序漸進的方式：

步驟1：選擇合適的活動

- ☐ 患者可能需要一些幫助，才能識別該進行什麼活動、如何準備、如何跟隨活動的步驟或知道該做些什麼。
- ☐ 選擇活動時，可考慮患者在患病前喜歡做什麼，或者你認為他/她現在喜歡做什麼。例如患者曾經是一名家庭主婦，那麼協助列出購物清單、摺毛巾或襪子，對她或許是一個可以定期進行而有意義的活動。如果患者過去常常用他/她的雙手工作，可嘗試把鈕扣或硬幣分類、打磨一塊簡單的木頭等工藝。
- ☐ 任何活動都可以透過修改或簡化，讓患者能參與其中。因此，不用擔心選擇了一些你認為可能過於複雜的活動。專注於找出患者表示想做或者你認為他可能喜歡的活動，從中可以連繫到他們以往參與的興趣、工作或活動。
- ☐ 對於早期的認知障礙症患者，可讓他們參與講述自己想嘗試的事情或正在做的事情。列出幾項你認為他們過往喜歡的活動來引導對話。
- ☐ 對於中度至中度嚴重的認知障礙症患者，可考慮的活動是：
    - ○ 患者非常熟悉的
    - ○ 涉及較大的身體動作（大肌肉動作的技能），如抹桌子

- ○ 使用簡單和熟悉的物品(例如：如果患者曾經在辦公室工作，可提供筆記本或支票簿供他/她使用。)
- ○ 重複的(例如：使用吸塵機、將硬幣從一個容器放到另一個容器中)
- ○ 只需要單一步驟指示
- ○ 與以往的興趣或角色有關
- ○ 沒有競爭性的，例如遊戲
- ○ 可以放寬規則(如在競爭性遊戲中)，因為患者可能無法遵從規則或依照他們過去的方式去遊玩，但他們仍然可以從參與中獲得樂趣
- ○ 優先考慮合作性(而非競爭性)的活動

❑ 對於認知障礙症晚期但仍對周遭環境有反應的患者，可考慮較被動的活動，例如聆聽舒緩的音樂，觀看有重複的物品、動物、嬰兒或大自然的影片。另外，亦可考慮簡單的運動，如拋氣球或坐式運動等。

步驟2：設置活動的環境

❑ 確定活動將在哪個位置進行。在選擇地點時，可考慮以下事項：

- ○ 是否有足夠的照明設備？
- ○ 是否有足夠的空間進行活動？
- ○ 椅子或座位安排是否適合患者參加活動？

❑ 調校桌子或椅子至患者最合適的高度。最佳坐姿是腳平放在地板上、背部挺直、桌子高度約於患者的腰部。建議患者使用附有扶手的椅子，以提供額外的承托力。如果患者的腳未能平放在地板上，可在他/她的腳下放一本厚的書、盒子或腳凳，以提供承托。

❑ 確保有適當的照明。在桌子、工作檯面或工作範圍內，安裝足夠的照明設備。隨著年齡的增長，我們對眩光會變得更敏感。可採用以下方法減少眩光：

- ○ 進行戶外活動時，配戴偏光太陽眼鏡；
- ○ 避開高度拋光的表面，尤其是地板；
- ○ 在窗戶下的反光地板放置防滑地毯；
- ○ 在深色的背景上使用淺色的字作標誌。

❑ 移除活動範圍內不需要的物品，以免分散患者的注意力。

❑ 將有趣的物品/遊戲/活動放置於患者可注意到的地方。

❑ 當患者對某活動的興趣減低時，採用其他適合患者技能水平的活動來作替換。

❑ 確保物品在患者的視線範圍內，以提醒他們可以使用。

❑ 如果活動是在家居隨意漫步，例如客廳，則把家中的某一個範圍簡化並確保安全。

❑ 使用屏風或窗簾來掩蓋令患者分心的物品。

❑ 如果需要監察患者，可在一個方便你監察的範圍內設置活動。

- ❑ 把活動物資放於一個方便取用的貯物箱內，有助你輕鬆快捷地設置活動，尤其當你需要用活動來分散患者的注意力，或在他/她快將出現躁動時。此外，這整理方法亦能令患者在活動時感到更加放鬆。
- ❑ 使用「暖色」以增加物件的能見度。暖色包括黃色、橙色和紅色。避免使用綠色和藍色等「冷色」，因隨著年齡增長和視覺上的變化，這些顏色變得較難以看到。
- ❑ 由於患者視力和認知的變化，使用深色並放大了的字體、表格或圖片，將有助與他/她看到和理解你想傳遞的信息，有助溝通。

步驟3：介紹活動

- ❑ 介紹活動時，不要用力拉或推患者去讓他/她做一些你希望做的事。試試以下方法：
    - ○ 站在患者後方的側面，扶著其手肘，並溫和地與他/她一起步行。
    - ○ 冷靜地告訴他/她你們正要去的地方。
    - ○ 如果患者拒絕，請不要強迫他/她服從你。
    - ○ 放寬活動的規則和標準，以提高成功感。例如：不要擔心患者是否正確地整理床鋪，應讚揚他/她的努力，忽視錯誤。
- ❑ 建立成功的經驗。讓患者贏得遊戲，並稱讚他/她是怎樣完成任務的，你如何得到他/她的幫助或你與他/她在一起有多好。要讚揚患者好的表現並忽略不良行為。如果無法忍受他/她的行為，請分散其注意力。
- ❑ 在較不順利的日子，減低活動的複雜性。例如：患者感到不舒服或較困惑時，可嘗試以下方法來簡化活動：
    - ○ 減少物品的數量和選擇。例如患者喜歡把不同顏色的鈕扣分類，在不順利的一天，讓他/她只把兩種顏色(黑色和白色)的鈕扣分類，或者只讓他/她把所有鈕扣從一個容器移到另一個容器。
    - ○ 給予更多言語協助
    - ○ 簡化規則

步驟4：加強參與

- ❑ 患者或需要不同程度和形式的協助，才能有效地參與活動。你可以通過觀察，找出患者在哪方面有困難。以下的情況，可能是你正在照顧的患者會遇到的：
    - ○ 起動——難以展開活動
    - ○ 排序——難以協調及按活動合適的次序進行所需步驟
    - ○ 組織——難以取得或安排活動所需的材料
    - ○ 計劃——難以確定如何進行活動和規劃活動
    - ○ 執行——難以進行整個活動、作出良好判斷和確保安全

- 使用言語和非言語(例如手勢)的方法，可以幫助患者展開、排序、組織、計劃和執行活動。這種方法稱為「提示」，是一些外來的支持，幫助患者成功地參與活動。外來提示可以是視覺、聽覺和觸覺信息，引起患者的活動參與。
- 可考慮以下類型的提示：

無需任何提示：	患者不需要任何提示也能安全地展開、排序、組織、計劃、執行或進行活動。
間接的言語指導：	早期的認知障礙症患者可能需要一些言語指導，例如開放式問題：「接下來你應該做什麼？」
手勢提示：	中度認知障礙症患者可以受惠於非言語提示，例如指導參與者的身體姿勢、或指向他需要去的地方。
觸覺提示：	輕度、中度或晚期的認知障礙症患者可能需要觸覺提示，例如觸摸他的手臂或者輕輕地扶著他的手臂並帶他到將要活動的位置。
直接的言語提示：	中度至嚴重的認知障礙症患者可能需要告訴他下一步如何做，才能開始、或逐步完成、或完全執行活動。例如：「將珠子放入容器中」、「開水喉」、「拿起你的牙刷」。
其他提示：	一些環境提示可能會對患者有幫助，例如標記物品、使用較大字體或貼上物品的圖片，例如把襪子的圖片貼於放置襪子的抽屜外。

- 隨著病情演變，你將需要簡化活動。請參考本指南中的策略，然後使用第八章中的工作表(第68–75頁)，記錄簡化活動的方法。

可考慮的活動

- 分類活動：
  - 籌碼、硬幣、鈕扣、麻將 、餐具。
  - 按形狀、顏色或大小分類。
- 室外活動：
  - 簡單的園藝、打掃露台。
- 互動活動：
  - 拋皮球或氣球、與小孩或寵物玩耍、一起看照片、唱懷舊歌曲、飲茶、耍太極、成語接龍或猜猜謁後語。
- 重複的上肢活動：
  - 摺毛巾或衣服、吸塵、抹桌子、搽護手霜、掃地、將毛冷線捲成球狀。
- 「觀窗」活動：
  - 只要患者不會因所見的東西感到困擾，可讓他/她在窗前觀察街上的活動，例如交通或行人。

- 步行活動：
  - 在路線安全的情況下，與其他人一起散步，是極佳的消閒活動。
  - 選擇行走循環路線，因為有時很難讓患者轉身及改變方向。如果你必須改變方向，請先讓患者停下腳步；通過讓他停下來欣賞其他東西來分散他的注意力，然後沿著你想去的方向再次行走。
- 其他活動：
  - 閱讀超市傳單或雜誌、聽音樂、填顏色、拼圖、插花、洗菜、將馬鈴薯或紅蘿蔔去皮。
- 旅行或遊覽活動：
  - 去旅行前，先評估患者是否能應付短途旅遊和改變日常規律的情況。如出現煩躁、極度煩躁或焦慮（災難性反應）、食慾不振或難以入睡的情況，都代表短途旅遊對患者來說過於困擾。即使患者能容忍旅行，他在旅行時也可能比平時更加困惑和煩躁。
  - 盡可能保留日常生活的規律。
  - 計劃休息時間（最好能有三次休息和用膳時間）。
  - 考慮攜同第三者幫忙，因為旅行比待在家裡需更多照顧工作。
  - 如果患者去廁所時需要協助，可帶上「使用中」的標誌放在公共洗手間門外。
  - 攜帶患者的近照，並記下患者每天穿的衣服，以防他/她迷路時作尋找之用。另確保他攜帶某種形式的身份證明，同時把卡片放在患者口袋，並附上你的姓名、酒店名稱、家中緊急電話號碼以及旅行團名稱（如適用）。
  - 於患者更衣及洗澡時提供額外幫助，因他/她對不熟悉的環境會感到困惑。
  - 保持旅行計劃的靈活性，並確保抵達和離開日期可靈活更改，以應付事情未能按預期進行的可能性。
  - 抱實際期望。旅行普遍不會讓患者放鬆下來，也不能讓他/她的情況好轉。
  - 如需乘搭飛機，可通知機艙服務員你與有認知障礙的人一起旅行。
  - 準備能隨時更換的衣物和「嬰兒濕紙巾」。
  - 攜帶一件讓患者感到安全和熟悉的物品。

使用活動小貼士

- **沒有對錯之分**：只要認知障礙症患者是安全的，活動的做法就無對錯之分。例如患者是否遵從紙牌遊戲的規則或者「畫出界」並不重要。重要的是他/她參與活動，並從中找到樂趣。因此，請謹記放寬活動規則。
- **視參與為目標**：活動的目標是志在參與。參與活動對身心有益處。不應該視學習新事物或改善記憶為目標。例如：看雜誌或相簿的目的是讓患者獲得快樂，旨在參與瀏覽或描述相片，而並非喚起他/她對當前或過去的事件或事實的記憶。
- **不要抱過高期望**。如果患者喜歡洗碗碟，請讓他/她享受洗碗碟。碗碟可能不乾淨，但並不要緊。

- ❑ **活動應成為日常生活的一部分**：活動應融入非常有規律的日常生活中，特別是對於中度至中度嚴重階段的患者。可預期、有條理的日常生活，可助患者知道將發生什麼事，從而讓他/她感到事情在自己控制之中。採用活動時，可在早上到下午選擇較活躍的活動；在下午較遲或傍晚時，可選擇較安靜和坐著的活動，以便患者能為上床睡覺作好準備。
- ❑ **選擇患者感興趣的活動**：患者只會積極參與他/她感到興趣的活動。如果他/她對某項活動似乎沒有興趣，可嘗試其他活動。你可以判斷患者是否對參與某項活動感興趣。對活動感興趣的常見跡象包括：面部表情如微笑、愉快的言語表達、安靜地坐著和專心於活動、少躁動和不安，以及看起來很放鬆。又假如患者參加一項活動幾分鐘後就起身走開，然後再回到活動中，也是可以的。這可能是患者的參與方式；在重新展開活動之前，他們可能需要休息或走動一下。
- ❑ **判斷患者對該活動是否感興趣**：如果你認為患者想要某項特定活動，但他們似乎不想參與，那麼你可考慮在另一天再嘗試該活動。可能你在第一次介紹活動時，他們已經累了或者不想參加。要知道他們對某活動是否感興趣，可以嘗試在不多於三個不同日子/時間介紹該活動，若是沒有興趣，可考慮一下：(1) 該活動是否過於複雜，需要簡化；(2) 該活動會否真的完全不能引起他們的興趣，不應使用；(3) 設置方式是否能吸引患者(光線是否充足？椅子是否舒適？)；(4) 進行的時間是否適合(他是否因為太餓而無法參加活動？)等。
- ❑ **不要急於進行活動**：採用活動時，請不要操之過急。患者可能需要更多時間開始和參與活動。不要讓患者感到急著要完成活動。
- ❑ **保持冷靜和放鬆**：營造平靜輕鬆的環境，能助患者保持冷靜和放鬆。如果你感到緊張、有壓力和/或匆忙，患者可能會有同樣的感覺而變得沮喪和躁動。練習深呼吸或其他減壓技巧，這將助你管理活動的運作，以及建立一個支援患者投入活動的環境。
- ❑ **注意沮喪或躁動**：要注意患者是否對某活動感到沮喪、挫敗或躁動。如果發生這種情況，請停止採用該活動。因為該活動對於患者來說可能過於複雜，或他/她今天狀態不好。
- ❑ **簡單的活動是最好的**：記住活動的目標是志在參與。簡單的活動最好(例如：把兩種顏色的鈕扣分類；將硬幣放入容器中；又或摺毛巾)，而且對患者來說，亦可以是有趣的。
- ❑ **嘗試讓患者參與日常活動**：考慮如何讓患者參與日常活動。例如：在用餐時間，患者可以洗菜；將預先切好的蕃茄或其他材料放入湯煲；又或透過言語指示，讓患者把碗筷放在桌上。
- ❑ **給予讚揚**：確保讓患者知道他們做得很好。另外，要讓患者知道他們對你的幫忙有多大。

第三章

有效的溝通

溝通是關鍵

認知障礙症會導致患者出現溝通困難。即使你不能明白或理解患者的反應，請記得繼續與他/她溝通。病患是引致這些困難的原因。患者無法改變他/她的溝通方式；然而，改變你與患者溝通的方式，可以減少某些困難，包括挑戰行為例如躁動、沮喪或困擾。

有效地溝通對於成功使用活動，以及預防挑戰行為或減少其負面影響，至為關鍵。你可考慮將這些溝通策略，用在所有活動中，包括洗澡或使用廁所，以至散步或翻看相簿。運用這些正面的溝通策略，可以為你和患者帶來很大的影響。

言語溝通

- ❑ **給予認知障礙症患者足夠的時間，了解你說話的內容及回應你。**患者需要額外的時間理解你在說什麼。
  - ○ 放慢說話速度。
  - ○ 與患者對話後(默默地)數到5，這能讓患者有時間作出回應。
- ❑ **運用一至兩個步驟的簡單言語指令。**這能降低你對患者的要求的複雜性。
  - ○ 將每個任務分拆成非常簡單的步驟。這能令活動變得較容易，並讓患者更容易參與其中。
  - ○ 使用非常具體並能明確指示患者如何進行活動的言語提示。

    例如，如果你需要協助患者從床上站起來並走到浴室，你可以逐一使用以下的言語提示：
    - 轉向我
    - 坐起來
    - 扶著這裡(指向床邊、床頭櫃、旁邊的椅子、梳妝檯等)
    - 站起來
- ❑ **避免運用不夠明確的提示。**
  - ○ 例如，**不要說：**「穿上衣服」、「做些放鬆的事」、或「準備睡覺」。這些提示並沒有確切地告訴患者如何穿衣、如何參與活動或需要為睡覺作出什麼準備。

- 相反，直接地說：「穿上你的襯衫」、「我們坐在這裡」、或「穿上你的睡褲」。

- **提供簡單的選擇，每次不超過兩個選項。**

  給予患者選擇，也許能讓他/她感到事情在自己的控制範圍內：

  - 提供「二選一」的選擇。
  - **不要說：**「你想吃什麼早餐？」
  - 請說：「你想要粥(指向粥)抑或是麵包(指向麵包)作早餐？」

- **與患者溝通時，可多運用以下詞語。**

  - 「慢慢來，你可以做到的」——鼓勵患者。
  - 「做得好」——肯定患者的行為。
  - 「沒事」或「不要緊，我鎖好了所有的門窗」——使用讓人平靜的話語。

  這些詞語都有助支持和安撫患者。

- **避免使用負面詞語和否定態度。**否則會使認知障礙症患者感到沮喪或躁動。

  避免以下情況：

  - 爭論
  - 嘗試用邏輯
  - 責罵、大喊大叫或大聲說話
  - 表現出憤怒
  - 嘲弄

  避免說：

  - 「你讓我很生氣。」
  - 「你為什麼這麼固執？」
  - 「今天你為什麼這麼刻薄？」
  - 「你的態度不是很好。」

- **介紹自己和他人。**如果你不確定患者能否記住你或其他家庭成員和朋友的名字：

  - 這有助患者感到輕鬆
  - 當你走向患者時，告訴他/她你是誰
  - 向患者介紹客人或其他家庭成員
  - 透過叫喚患者的姓名，讓他/她把注意力集中在你身上

- **附和患者的看法，避免爭論或試圖說服。**

  - 因為這會讓你和患者感到挫敗，並使情況變得更壞，而你亦無法在爭拗中獲勝。你可以利用患者的觀點跟他對話，使他/她感到更安全和放心。
  - 例如不必要告訴患者他/她的母親已經過身多年，否則，患者會變得更加困擾。可以說一些能滿足他需要並令他/她平靜的說話：「你的母親今天來不了」或「你的母親很平安」。
  - 或者，如果患者堅持認為她十年前去世的丈夫今天會來探望她，告訴她：「如果他今天來，你需要起床和穿衣服來做好準備。」

- **幫助患者尋找詞語來表達自己。**

  - 當患者不能表達其想法時，你可以猜他/她想說什麼。問問患者你的猜測是否正確。例如說「你是否擔心趕不上巴士？」或「你的意思是不是……？」

- ❑ **在溝通時減低噪音和干擾。**
  - ○ 當你與患者交談時，他／她可能無法「無視」背景中的其他聲音。這可能使他／她難以集中精神和理解你的說話。因此，在交談時請關掉電視機或收音機，平時亦應避免同時打開電視機和收音機。

非言語溝通

- ❑ 以下策略，可與言語溝通的策略一起運用：
  - ○ 輕觸患者，使他／她感到放心、平靜，並重新指引他／她。例如：扶著患者的手臂並引導他／她到你想去的地方。
  - ○ 注意你的面部表情，以微笑提供鼓勵，避免皺眉或表現出憤怒或心煩。
  - ○ 使用詞語以外的其他示意來指導患者。示意可以包括指著物品、觸摸或把物品遞給患者。
  - ○ 用眼神接觸但不要盯著患者，因為患者可能視長時間的眼神接觸為威脅而感到不安。
  - ○ 緩慢而平靜地移動。緩慢而穩定的動作，可讓患者有更多時間處理和理解你的行為。太快的動作可能會導致患者感到躁動和／或困惑。
  - ○ 嘗試分辨出患者透過非言語表達與你溝通的方式。
  - ○ 例如：
    - 多次進出廚房，可能是代表患者感到肚餓
    - 悲傷的臉，可能代表患者對周圍環境或衣服感到不滿或不舒服
    - 笑聲和微笑，可能代表患者很開心並享受目前的活動
    - 抓住或脫掉衣服，可能意味著患者感到太熱
- ❑ 運用簡單的視覺提醒。
  - ○ 在牆上貼上箭咀，指引患者去洗手間。
  - ○ 在患者使用的洗手間門外放置一張廁所的照片。
  - ○ 於櫥櫃或抽屜外，放置一張內裡東西的圖片。例如：房間的衣櫃可以貼上不同衣服種類的照片，方便患者識別。
- ❑ 運用簡單的書面指示。如果患者可以按照簡單的書面指示進行活動，你可使用筆記提醒他／她應該做的事情。例如，在洗手盤或浴室鏡子上貼上標誌，寫明：
  - ○ **刷牙**
  - ○ **洗臉**
  - ○ **梳頭髮**
- ❑ 表達情感。微笑、拖著患者的手、把手放在他／她的腰間或以其他身體語言表達情感，擁抱或單單坐在一起，都是重要的溝通方式。

運用提示來提高活動參與度

- ❑ 當認知障礙症患者不能再理解言語指示時，請運用「提示」(cueing)。提示是一個示意，指用一個詞語或動作，促使患者執行指令；也指用言語命令、視覺提示或觸覺/動作，例如輕輕地透過動作去引領患者的身體。
- ❑ 患者可能需要一個或多個「提示」，以協助他/她執行指令。無論你運用什麼提示，也必須讓患者有足夠的時間理解和執行你的指令，因為患者需要額外的時間理解你說什麼。
- ❑ 每個人對各種提示的反應不一。以下是可能有助於展開行動的提示策略：
  - ○ 從**言語**提示開始
  - ○ 如果不成功，可運用**視覺**提示
  - ○ 如果患者未必再能回應單一的言語和/或視覺提示，可能需要**觸覺**提示，以減輕挫敗感
- ❑ **任何活動也可嘗試以下的提示策略：**
  - ○ **言語提示**——運用一至兩個簡單的言語指令，要非常具體並能明確指示患者進行活動的言語提示。例如，當你需要協助患者從床上站起來走到洗手間，你可以逐步使用以下的口頭提示：
    - 轉向我
    - 坐起來
    - 扶住床頭櫃
    - 站起來
    - 肯定患者的行為(例如：「做得好」)
    - 放慢說話速度。
  - ○ **視覺提示**——在指導患者時，限制詞彙量。認知障礙症患者有些時候會對語言感到困惑，並難以理解詞彙。
    - 使用示意代替詞語，以幫助指導患者。示意包括指著物品、觸摸或把物品遞給患者。例如在患者拿起錯誤的餐具之前指向湯匙，或者輕拍水杯喚起患者飲水。
    - 示範也可以作為視覺提示。站在患者的視野內，讓他看到**你**用杯飲水，因為患者或許會模仿你的行為。
  - ○ **觸覺提示**——如果言語和視覺提示也不成功，請嘗試**觸覺提示**。一些患者在輕輕身體接觸的輔助下表現最好。身體接觸(如輕握或搭著患者的手)可以向患者的神經系統傳遞信息，使患者能完成任務。
    - 輕輕把手放在患者手上(握住湯匙)並開始自我餵食的動作。搭著患者的手有提醒/提示患者的作用。
    - 緩慢而平靜地移動，不要急。讓患者知道他們做得很好。

運用提示時要記住的其他要點

- ❑ 讓患者有足夠的時間回應你。
- ❑ 避免使用負面詞語或消極態度（不要責罵或爭辯）。
- ❑ 在溝通時，消除噪音和分散患者注意力的事物（關上收音機或電視機）。
- ❑ 注意面部表情，要與患者有眼神接觸但不要盯著他。
- ❑ 表達感情——微笑、牽手、擁抱。

第四章

營造安全家居

家居安全

認知障礙症患者大部分時間都在自己或親人家中無所事事。隨著病情演變，讓患者參與活動並保持家居安全會變得越來越重要。患者的行為和能力隨著時間而改變，照顧者應定期檢查家中每個房間或角落，以確保家居環境對患者是安全的。我們無法預計患者會做些什麼。某些事情尚未發生並不意味著它在不久的將來不會發生。檢查家居的安全性，能助你控制某些或會導致危險情況的潛在問題。

一個安全的家，對於患者、你和其他家人來說，可能是一個壓力較小的家。在考慮家居安全並對家居進行改動時，請記住這些一般要點：

- ❑ 沒有必要進行以下所有改動的建議。對你來說，可能有不同的家居安全顧慮，因此某些改動是不需要的。而且，每個家庭都是獨一無二的，並有各自的安全顧慮。以下的建議僅供參考。
- ❑ 家居是家人、患者和你的一個重要私人環境。當你打算對家居作出改動時，請考慮這些變化會如何影響你們，以及這些變更是否對每個人都有利，會否為你們帶來不便，又或是否合乎你們的心意。因此，在各方面可能需要取得一個平衡。有一些方法可以使家居安全卻不會打擾其他家人。例如：移除或整理物品可以幫助患者減少困惑；同時，你可能希望建立一個只屬於你的私人空間，並在這空間內按照你的喜好擺放物件。其實，每個人都需要私人、安靜的時間，這對你的日常照顧工作很有幫助。
- ❑ 改變環境可以有效地解決許多行為問題。通過營造安全家居，你可以減少環境中可能導致行為改變的壓力來源。
- ❑ 通過營造安全家居並減少危險，你可以讓患者更安全、獨立地在家中走動。

你亦可參考由香港特別行政區政府衞生署長者健康服網站提供的有關「認知障礙症患者的家居環境設計」的實用資料。如欲了解詳情，請瀏覽以下網頁https://www.elderly.gov.hk/tc_chi/carers_corner/dementia_care/environmental_design_for_community_dwelling.html或掃描下方的二維碼。

單獨留下患者是否安全？

你應該與患者的醫生討論可否單獨留下患者。患者的能力隨著時間衰退，因此應不斷評估家居是否安全和能否讓患者獨自留在家中。以下問題（摘自 Alzheimer's Disease Education and Referral〔ADEAR〕，本指南譯為「認知障礙症教育及諮詢中心」）可以幫助你評估能否安全地把患者單獨留在房間或家中。

患者：

- ❑ 在壓力下是否變得困惑、不安或不可預測？
- ❑ 能否意識到危險情況，例如火災？
- ❑ 是否知道如何在緊急情況下使用電話？
- ❑ 是否知道如何獲得協助？
- ❑ 會否遊走、迷失方向？
- ❑ 在獨處時，會否表現出情緒激動、抑鬱或退縮的跡象？
- ❑ 會否嘗試煮食，或使用尖銳物件（例如木工或其他活動）等現在需要別人監督才可進行的活動？

此外，應尋求專業醫療人員的意見和建議，以協助你作出決定。隨著認知障礙症病情的演變，請回顧這些問題並反覆評估患者獨自留在家中的安全性。患者出現任何行為、功能或認知能力的變化，你都應該重新評估家居的安全性。

使用以下清單協助你識別潛在的危險，並記錄你可能需要在家中進行的改動。

一般安全注意事項

- ❑ 在所有電話附近貼上緊急聯絡號碼和家居住址。
- ❑ 當你無法接聽電話時，使用電話錄音/留言信箱，因為患者通常無法記錄信息或容易成為電話騙案的受害者。因此，可以調低電話鈴聲，避免患者分心和引起混淆。把所有手提電話和設備放在安全的地方，這樣就不會輕易丟失。
- ❑ 在廚房和所有睡眠範圍內或附近，安裝煙霧警報器和一氧化碳探測器，並時常檢查它們是否正常運作和有足夠的電源。
- ❑ 避免在燃燒設備附近使用易燃和不穩定的化合物，切勿將這些東西存放在易燃指示燈的區域內。
- ❑ 在所有門窗安裝安全鎖。
- ❑ 在屋外收藏一條備用的門匙，以防萬一患者把你反鎖屋外。
- ❑ 盡可能把燈和電器放在電源插座附近，並避免使用延長線。如要用延長線，請將延長線穩定在牆腳板，避免絆倒患者。
- ❑ 用兒童安全插座蓋住沒有使用的電源插座。
- ❑ 在地板通風口、散熱器和其他加熱裝置周圍放置紅色膠帶，防止患者接觸。
- ❑ 檢查所有房間是否有足夠的照明。

- ❑ 鎖好所有藥物(處方藥和非處方藥)。每瓶處方藥應清楚標明服用者的姓名、藥物名稱、藥物強度、服用次數、劑量和有效期。如有需要，可使用兒童安全包裝。
- ❑ 將所有酒精飲品放在上鎖的櫃子裡或患者接觸不到的地方。飲酒會加劇患者的混亂。
- ❑ 如果允許患者吸煙，請在他/她吸煙時進行監測。又或把火柴、打火機、煙灰缸、香煙和其他與吸煙有關的東西拿走。這除了能減低火災發生的危險，患者更可能因這些物件不在其視線範圍內，而忘記吸煙的慾望。謹記，不要讓患者獨自一人時吸煙。
- ❑ 清除家中雜物，因家居雜亂會對患者造成混淆和危險。應定期把報紙和雜誌丟棄或送去回收，以保持患者行走的範圍暢通無阻。
- ❑ 把膠袋放在患者接觸不到的地方，因為膠袋可能會引致患者噎到或窒息。
- ❑ 把所有電動工具和機器鎖在雜物房(或患者不會進入的房間)。
- ❑ 清除家中的有毒植物。如欲了解更多，可查看醫院管理局的《香港有毒植物圖鑑》，請瀏覽：www3.ha.org.hk/toxicplant/，或掃描下方的二維碼：

- ❑ 確保所有電腦設備和配件，包括電線，都放在安全的地方。如有重要的文件和資料儲存在家用電腦中，請使用密碼保護及備份。
- ❑ 在設定網絡連線時，採取密碼保護措施，並限制上網時間。考慮監控患者使用的電腦，並在互聯網上安裝能過濾令人反感或冒犯資訊的軟件。
- ❑ 把魚缸放在患者不能觸及的地方。因為玻璃、水、電泵和可能有毒的水中生物或會傷害好奇的患者。

住宅外(或需向業主立案法團或其他相關組織反映)

- ❑ 保持梯級堅固且有紋理，防止患者在天氣潮濕時滑倒。
- ❑ 在梯級邊緣貼上鮮明或反光的膠帶。
- ❑ 考慮安裝附有扶手的斜道，以代替樓梯。
- ❑ 清除可能導致絆倒的不平坦表面、人行道、地上的喉管和其他雜物。
- ❑ 在門口放置一個小工作臺或桌子，以便在打開門時放置物品。
- ❑ 確保門外照明充足。當你接近住宅時，自動開燈的感應器可能會很有用；它們也可用於家居的其他地方。
- ❑ 考慮在大閘或門外貼上「謝絕推銷」的標誌。

住宅內

入口

- ☐ 移除小型或會移位的地毯(通常放在大門的入口處)。
- ☐ 在硬木和瓷磚地板上使用不平滑的條帶或防滑蠟,防止滑倒。

廚房

- ☐ 在指定放置易碎或危險物品的儲物櫃和抽屜安裝兒童安全門鎖。鎖起所有家用清潔產品、火柴、刀具、剪刀、刀片、小型家電和貴重物品等。
- ☐ 如果處方藥和/或非處方藥存放在廚房裡,請把它們存放在上鎖的櫃裡。
- ☐ 移除小型或會移位的地毯和破布,使用防滑型地毯。
- ☐ 在煮食爐上安裝安全把手和自動關閉裝置。
- ☐ 請勿在廚房內使用或存放易燃液體,並把它們鎖進雜物房或患者不易接觸的地方。
- ☐ 在廚房安裝夜光燈。
- ☐ 拆除或鎖好家裡的「雜物抽屜」,因為患者可能會把火柴、硬物、橡皮擦和塑膠等小物品放進口裡。
- ☐ 拿走看似可食用的人工水果和蔬菜或食物形狀的廚房磁石。
- ☐ 在廚房鋅盤中安裝一個U型管,以捕捉任何可能會丟失或堵塞管道的物件。

睡房

- ☐ 預計患者可能起床的原因並作出準備,如肚餓、口渴、如廁、煩躁不安或疼痛等,可以嘗試為患者提供食物、飲料,以及安排多次上廁所。
- ☐ 使用夜光燈。
- ☐ 使用監控設備(如用於嬰兒的設備),讓你聽到患者跌倒或有其他需要幫助的聲音。浴室也應使用這設備。
- ☐ 移除小型或會移位的地毯(通常是裝飾用的)。
- ☐ 拿走便攜式的暖爐。如果使用便攜式的風扇,請確保患者無法把物品放入扇葉中。
- ☐ 小心使用電褥墊、電熱毯、電熱板和加熱墊等,這些都可以導致灼傷或火災,應避免讓患者接觸這些電器的控制器。
- ☐ 如果患者有從床上掉下來的危險,請將墊子放在床邊,防止造成更大事故的風險。
- ☐ 患者從一個地方移動到另一個地方時,例如:從床轉移到廁所,可使用輔助步行產品或助行器。

浴室

- ❑ 不要讓自理能力嚴重缺損的患者獨自留在浴室。
- ❑ 拆下浴室門上的鎖，防止患者誤把自己鎖在裡面。
- ❑ 在浴缸和淋浴間放置防滑膠條、防水貼紙或防滑墊。如果浴室沒有鋪防滑地毯，請考慮把防滑膠條貼在浴缸、坐廁和洗手盤旁邊。
- ❑ 使用可清洗的浴室地毯覆蓋整個地板，防止患者在潮濕的瓷磚地板上滑倒。
- ❑ 使用附有扶手的坐廁增高器，或在坐廁旁邊安裝扶手。
- ❑ 在浴缸／淋浴間安裝扶手。扶手應與牆壁形成鮮明對比，讓患者更容易看到扶手。
- ❑ 在浴缸中使用軟膠水龍頭保護套（通常用於小孩），以防止患者跌倒時嚴重受傷。
- ❑ 使用膠沐浴椅或浴凳和手持式花灑，使沐浴更容易。
- ❑ 在淋浴間、浴缸和洗手盤中，使用單個混合冷熱水的水龍頭，以避免燙傷。
- ❑ 將熱水爐的溫度設置不高於攝氏49度，以免燙傷。
- ❑ 安裝排水隔，以阻隔可能丟失或衝下到排水管的小物品。
- ❑ 將藥物（處方藥和非處方藥）存放在上鎖的櫃子裡，常常檢查用藥日期並扔掉過期的藥物。
- ❑ 拿走洗手盤下方的清潔產品，或把它們鎖起來。
- ❑ 使用夜明燈。
- ❑ 拿走浴室中的小型電器（如風筒），並蓋上電源插座。
- ❑ 患有認知障礙症的男性如需要使用電動剃鬚刀，請他在浴室外面照鏡子，以避免剃鬚刀接觸到水。

客廳

- ❑ 移除行走範圍內的電線。
- ❑ 移除小型或會移位的地毯，並修補或更換破損的地毯。
- ❑ 在滑動玻璃門、觀景窗或裝有大塊玻璃的傢具上，於視線水平貼上防水貼紙，以識別玻璃。
- ❑ 把火柴和打火機放在患者觸不到的地方。
- ❑ 把電視機、DVD播放機和立體聲系統的遙控器放置在患者視線範圍外。

洗衣房／放置洗衣機的地方

- ❑ 盡可能把洗衣房或放置洗衣機地方的門鎖上。
- ❑ 將所有洗衣產品鎖在櫃中。
- ❑ 如果患者會玩弄機器，則移除洗衣機和乾衣機的球形把手或按鈕。
- ❑ 緊閉洗衣機和乾衣機的門，防止物品被放入機器內。

第五章

保持患者健康

擔任醫療倡導者

認知障礙症患者可能有健康風險和生理上的困難，他們無法再準確可靠地描述症狀或與醫生有效溝通。作為照顧者，你可能需要擔任患者的醫療倡導者。而且，注意患者的健康狀況，也有助他們繼續參與活動。因此，記錄患者重要的醫療信息非常重要。

與患者的醫生交談時，你應該注意以下五個關鍵問題：

- ❑ **藥物**，如藥物的相互作用、藥物會否干擾患者記憶或使患者思緒更混亂。
  - ○ 務必要求醫生檢查患者服用的所有藥物，以及劑量或不同的藥物組合，會否使患者的行為惡化或引起其他情況。
- ❑ **脫水**(特別在炎熱的天氣)
  - ○ 詢問醫生如何避免患者脫水。
  - ○ 詢問醫生患者是否脫水，以及這會否使患者的行為惡化或引起其他情況。
- ❑ **便秘**
  - ○ 詢問醫生如何預防患者便秘。
  - ○ 詢問醫生患者是否便秘，以及這會否使患者的行為惡化或引起其他情況。
- ❑ **失禁**
  - ○ 詢問醫生患者服用的藥物會否導致失禁，或可否處方一些幫助控制失禁的藥物。
- ❑ 未被發現的感染或因損傷引起的**疼痛**
  - ○ 詢問醫生患者是否有疼痛或身體不適，以及這會否使患者的行為惡化或引起其他情況。

關於藥物

雖然藥物的本意是治療疾病或舒緩病徵，但如果認知障礙症患者服用過多或服用了不能混合的藥物，則可能對身體造成傷害。事實上，每年都有很多人因此而受到不同程度的損害。

為了患者著想，你可以多與醫生和藥劑師溝通。與醫生交談時，請參閱以下建議：

- ❑ 告知醫生患者正在服用的所有藥物，包括非處方藥物（如阿司匹靈、瀉藥和過敏藥）、維生素、中藥和補充劑。此外，你可於覆診時把最新的藥物清單及服用劑量交給醫生。
- ❑ 如果患者有藥物過敏或服用某些藥物有不良反應等，也請告訴醫生。
- ❑ 告訴醫生有關其他醫生或專業醫療人員為患者處方的藥物或建議服用的維生素、草本保健品等資訊。
- ❑ 告訴醫生患者可能患有的其他疾病或醫療狀況，如糖尿病或高血壓。
- ❑ 如有經濟困難，可以詢問一下有沒有另一種價錢較低卻有相同功效的藥物。
- ❑ 了解患者正在服用藥物的資料，確保你能回答下列問題：
  - ○ 藥物的品牌和通用名稱是什麼？
  - ○ 患者可否服用有相同藥效但非專利藥物？
  - ○ 患者服用該藥物的原因是什麼？
  - ○ 新的處方是否意味著患者應停止正在服用的其他藥物？
- ❑ 提前寫下你的問題，並於覆診時攜帶這列表。
- ❑ 記錄從醫療服務提供者取得的資訊。

其他提示

- ❑ 細閱並保存藥物的標籤，標籤通常貼在藥袋或藥盒上。
- ❑ 保留一份患者正在服用的藥物、維生素和食物補充劑清單，並應定期更新。

脫水

- ❑ 認知障礙症患者的照顧者應特別小心，確保患者在天氣炎熱時不會中暑或脫水。一般來說，炎熱天氣較影響長者（尤其是患者）的健康，因為他們或不能獲得足夠的飲料以維持身體水分充足，脫水更是長者住院的主要原因之一。
- ❑ 因為輕度脫水並沒有任何症狀，所以預防脫水是十分重要的。以下是多種導致長者脫水風險較高的原因，當中包括：
  - ○ 口渴感減少。
  - ○ 腹瀉和／或嘔吐。
  - ○ 服用「去水丸」（利尿劑）後，沒有補充流失了的水分。
  - ○ 無視口乾（這是許多藥物常見的副作用）。
  - ○ 被限制喝水分量或單純忘記喝水／其他飲料。
  - ○ 如果長者有漏尿情況或經常去洗手間，他們可能會認為減少水分攝入有助減少漏尿的情況或去洗手間的次數。
  - ○ 水分攝入不足會增加便秘、肌肉力量喪失、混亂和定向感迷失、尿道感染、肺炎和壓力瘡或潰瘍的風險。

- ❑ 判斷一個人需要的水分攝取量很重要，因此，應訂立每天喝6至8杯飲料的目標，當中包括冰淇淋、果凍和湯水等。

增加脫水風險的因素

- ❑ 感到口渴是一種身體防止脫水的保護機制，這保護機制（尤其是在患者中）會隨著老化而消失。另外，許多藥物也會減少口渴感。隨著發燒或感染、空氣濕度低、炎熱天氣、腹瀉或嘔吐造成的水分流失，患者對水分的需求將增加。如有慢性阻塞性肺病、肺氣腫或慢性支氣管炎等肺病，會因呼吸頻率增加而流失更多的水分。另外，如果沒有好好控制糖尿病，亦會導致額外的水分流失。
- ❑ 輕度脫水是沒有徵狀的，甚至在更嚴重情況下才出現的徵狀，也不容易察覺。

可能脫水的跡象

- ❑ 口乾（也是許多藥物的副作用）
- ❑ 眼淚減少、眼睛乾澀或眼睛凹陷
- ❑ 排尿減少，出現顏色較深、氣味較強的尿液或便秘
- ❑ 舌頭腫脹或舌裂
- ❑ 體重減輕或肌肉無力
- ❑ 皮膚失去彈性和蒼白
- ❑ 因低血壓而導致站立時頭暈
- ❑ 執行普遍活動的能力下降
- ❑ 跌倒或思想混亂

如何增加水分攝入量？

- ❑ 向患者提供多種飲品選擇，並避免飲用含有咖啡因（茶、咖啡、可樂）或酒精的飲料（因它們會導致水分流失）。多次提醒患者在日間喝飲料。不要在同一時間提供太多選擇。可在日間提供不同飲料，防止厭倦。
- ❑ 早上第一件事是給患者一杯飲品，因他們可能已經長達12小時沒有補充水分，可能非常口渴。服用藥物時應給予更多的水分（約4分之3杯）。
- ❑ 讓飲品變得吸引和多樣化！可嘗試提供杏仁霜、檸檬水、好立克等。

取材自認知障礙症協會紐約西部分會的《認知障礙症護理中的營養管理：照顧者的支援方針》（*Managing Nutrition in Dementia Care: A Supportive Approach for Caregivers*, Western New York Chapter of the Alzheimer's Association）。

便秘和腸道管理

便秘是指排便有困難和排便不頻繁。正常排便的準則因人而異，但作為一項準則，如果一個人在三天沒有排便，或者有排便困難或疼痛，那麼他們很可能是便秘。便秘不是一種疾病，而是某種潛在疾病的症狀。沒有認知障礙症的人很快便會意識到他/她是否便秘，並且會多吃水果或多喝水以紓緩情況。

認知障礙症患者可能無法識別問題，他們可能只是在去廁所時感到不適便停下來。在這個階段可能會排出一些腸液，讓照顧者誤以為他腹瀉。患者可能經常去廁所，但實際上卻沒有任何排便。便秘可導致痔瘡或排便位置的小傷口變得疼痛，並進一步讓患者不願意排便。患者有時可能會變得非常尷尬，特別是不小心弄髒了衣服或床單時。他們甚至可能試圖用紙包住玷污了的衣服或床單，並將它隱藏在抽屜內。患者並非故意作出這行為，因此，你需要技巧地處理，而不是懲罰他/她。

一些可能引致便秘的原因

- ❑ **膳食纖維不足**或與牙齦疼痛、牙齒脱落、假牙不貼服或過往飲食習慣有關。如情況許可，提供均衡的飲食，包括全麥麵包、水果和蔬菜。把食物切碎並於不同時間向患者提供這些零食。另外，應定期帶他們看牙醫。
- ❑ **飲料不足(咖啡和茶除外)。**提供果汁或水，目標是每天6杯。
- ❑ **運動不足。**嘗試每天散步。即使只是在公園散步幾分鐘，也是不錯的選擇。不要過度步行，應令患者感到愉快，自願做運動。
- ❑ **不能識別或不能夠找到廁所。**把廁所門打開，或在門上貼上「廁所」的大指示牌和/或廁所的照片，讓患者清楚廁所的方向。
- ❑ **某些藥物可能會導致便秘。**如果你認為藥物可能是導致患者便秘的原因，請向醫生諮詢。
- ❑ **疼痛**，如背痛，可使患者無法坐在坐廁上。另外，確保坐廁的高度適合他們，或使用腳凳，這可預防或紓緩疼痛。
- ❑ **新環境**(例如：度假、住院、朋友到訪)。確保患者知道**新環境**中廁所的位置以及維持他們如廁的習慣(例如：每天在特定時間去廁所)。
- ❑ **害怕**，特別在漆黑中。保持廁所和通道光線充足(如設置夜光燈)。
- ❑ **疾病**，特別是有發燒症狀和/或需要長時間臥床的病症。
- ❑ **不良的排便習慣。**如情況許可，嘗試建立一個常規並讓患者定時坐在坐廁上。在如廁前喝一杯熱飲，可能有助排便。
- ❑ **使用瀉藥可能會造成依賴**，應只在醫生的監督下服用。
- ❑ **溝通困難**，可能導致患者即使知道問題也無法説出問題所在。
- ❑ **記憶困難**，可能會令患者誤以為自己已經去了廁所。
- ❑ **改善這種情況可能需要一段時間。**記下患者的排便記錄，將有助你了解情況。

處理失禁

- ❑ 失禁是指無法自主地控制排尿或排便。尿道隨著老化產生變化，令患者有機會出現失禁。許多不同的病症也可導致失禁，包括認知障礙症和神經系統疾病。
- ❑ 雖然失禁問題不能「根治」，但可以建立一些習慣來減輕症狀，從而令患者能較好地控制膀胱。與任何健康相關的問題一樣，你最好向醫生諮詢以獲得治療方面的幫助。

飲食習慣

- ❑ 一個常見的錯誤是減少患者的水分攝入量。雖然這會導致尿液減少，但是越少尿量越會刺激膀胱，因而增加感染和進一步失禁的風險。**取而代之，應盡量避免食用或飲用以下食品和飲料：含酒精和咖啡因的飲料、汽水、蕃茄和番茄製品、辛辣食品、糖、蜜糖和朱古力。**水是最適合患者的飲料。

行為習慣

- ❑ **定時去洗手間：**為患者設立一個時間表，讓他/她按規定時間使用廁所。排空膀胱能減少失禁的機會。建議每2至4小時去一次廁所。
- ❑ **服裝：**患者應該穿著容易脱下的衣服。女士應避免穿著尼龍內褲和襪褲；建議穿著棉質內褲(因它的刺激性最低)。
- ❑ **吸煙：**吸煙會增加腹腔壓力(因此增加膀胱壓力)，還會增加患膀胱癌的風險。
- ❑ **位置、位置、位置：**確保洗手間設施對患者來説是方便的。可在床邊放置便椅、便盆或尿壺，以減少到廁所的距離。在外出前讓患者使用廁所。如前往陌生的地方，請你先找出洗手間的位置，不要等到患者有需要時才去尋找。

醫療考慮

- ❑ **藥物治療：**詢問醫生患者服用的藥物會否引致失禁。簡單如非處方感冒藥等也可能會引致失禁，所以請與醫生查詢可否為患者換藥。此外，醫生也許可以處方有助控制失禁的藥物。
- ❑ **手術：**在考慮進行手術之前，應先嘗試所有合適的非手術治療。有不同類型的方法可以處理不同類型的失禁，請確保與你的醫生徹底討論所有方案。
- ❑ **輔助排尿和排便裝置：**導尿管、盆骨支撐裝置、尿道插入物或貼片、造口裝置(小便或大便)、陰莖壓縮裝置和吸收性用品(如成人紙尿片、尿褲)等，都可以幫助控制或處理失禁。

第六章

好好照顧自己

照顧認知障礙症患者可以是一項身心疲憊的工作。許多照顧者忽略了自己的需要、承受的壓力、健康狀況和其他潛在危機等。可是，你自己的需要十分重要。在照顧患者的同時，你有責任好好照顧自己，讓自己保持身心健康，因為這是你可以為自己和患者做的最好的事情。

管理因全天候照顧造成的壓力，是好好照顧自己的重要方法。照顧是一項艱苦的工作，而應付認知障礙症的相關行為可以是非常具挑戰性而且令人感到沮喪的。患者未必能理解你的感受，但或會察覺到你的心煩或壓力，因而令他/她感到不快樂、焦慮或擔心。所以，透過管理自己的壓力，你同時也在幫助患者。練習和運用一些簡單的減壓技巧，可幫助你管理壓力。當患者出現行為時，這些減壓技巧可助你應對患者行為帶來的後果，或自己的沮喪、心煩等負面情緒。另外，若患者出現好鬥行為時，懂得如何保護自己(見第七章「具攻擊性或好鬥的行為」一節，第60–62頁)，是另一種照顧自己的方法。以下，我們將探討壓力，並介紹一些你可定期運用的簡單減壓技巧。

什麼是壓力？

- ❑ 壓力可以是短暫(急性)或長期(慢性)的。短暫或**急性壓力**是面對即時威脅的反應，通常稱為「戰鬥或逃跑」反應。威脅可以是你面對的任何危險，包括很多不同類型的情況，例如聽到巨響或身體受到感染。面對壓力來源，身體會作出反應並釋放壓力荷爾蒙，令心跳、血壓及肌肉繃緊程度上升。急性壓力一旦過去，身體對威脅的反應就會消失，壓力荷爾蒙的水平也會恢復正常，這稱為**放鬆反應**。
- ❑ 長期或**慢性壓力**是對持續壓力的反應，例如長期照顧家人。當長期受壓，身體持續維持繃緊，不能放鬆。血壓因此可能維持在高水平、肌肉可能長時間保持繃緊。

慢性壓力的後果是什麼？

- ❑ **心理：**壓力能降低你的生活質素，減少愉悦和成就感。它亦可以引致抑鬱或焦慮，以及增加憤怒和煩躁的感覺。
- ❑ **身體：**長期受壓亦會對身體帶來影響。壓力會增加受到感染、患上心臟病和免疫系統疾病的風險，還可導致消化腸道和飲食問題、性功能障礙、睡眠障礙和頭痛等。
- ❑ **認知：**壓力會影響記憶、專注力和學習。

- ❑ **社交：**照顧患者造成的長期壓力，也可能影響你與其他親人和朋友的關係。照顧者常常感到沒有人理解他們正在經歷的事情，感到孤獨一人應對挑戰。

如何知道自己何時有壓力？你是否⋯⋯

- ❑ 對其他人感到煩躁和不耐煩？
- ❑ 晚上無法安睡？
- ❑ 食慾改變？
- ❑ 無法開懷歡笑或享受時光？
- ❑ 難以集中精神？
- ❑ 對自己的儀容或整潔沒有興趣？
- ❑ 社交退縮或逃避他人？

怎樣管理壓力？

- ❑ 管理壓力是一個持續的過程。在管理壓力前，首先找出壓力的來源，以及你在特定情況下對壓力有什麼反應。另外，考慮一下哪些應對方法對你有用。一旦確定了這些因素，你可以開始管理壓力，並有效地使用以下提及的減壓技巧。
- ❑ 減壓技巧有助紓緩壓力，並防止壓力積聚。這些處理壓力的方法已經證實有效，並且確認能降低健康問題的風險及為身體帶來正面的影響。

怎樣預防壓力？

- ❑ 騰出時間(即使每次只有15分鐘)，以便與他人保持聯繫，並從照顧工作中稍作休息。
  - ○ 散步或進行其他運動。
  - ○ 騰出時間享受與朋友和家人共聚。
  - ○ 通過電話聯絡朋友、鄰居或家人，與他人保持聯繫。
  - ○ 笑是很重要的！記住並運用你的幽默感。聽或看電視的輕鬆幽默節目，或找一個會讓你笑的人聊天。
  - ○ 如有需要，與朋友傾訴或尋求專業輔導。
  - ○ 學習和練習放鬆技巧。
  - ○ 維持你的宗教或精神信仰(例如去教會、祈禱、禪修、閱讀宗教文獻)。
  - ○ 向其他人尋求額外幫助。例如家人、鄰居或付費服務的支援。正式的支援可能包括僱用工作者陪伴患者數小時，或讓患者前往日間照顧中心。
- ❑ 進行愉快的活動，即使是小活動，讓自己感到更輕鬆愉快。
  - ○ 觀看你最喜歡的電視節目。

- ○ 給自己買花。
- ○ 外出吃飯或看電影。
- ○ 愉快的活動也可以與認知障礙症患者一起進行，例如一起看照片或唱歌。
- ○ **嘗試解決問題**，而不是迴避問題。尋求幫助或容許別人幫助你。
- ○ 訂立優先次序並有效地運用時間。放開瑣碎的事情，尋求幫助或容許別人幫助你。
- ○ 嘗試停止負面、消極的想法和態度，並學習以正面的思想看你的處境。
- ○ **花點時間保持身體健康。**
- ○ 約見醫生、牙醫和其他專業醫療保健人員。
- ○ 按照醫療專業人員的建議服用藥物。
- ○ 盡量保持充足的休息和睡眠，與專業醫療人員和其他照顧者商討如何獲得足夠的休息。
- ○ 避免依賴吸煙、酒精或藥物去讓自己感覺好些。

如何紓緩壓力？

- ❑ 在照顧患有認知障礙症的家人時，你可能會陷入非常痛苦和懊惱的局面。面對壓力時，以下「減壓技巧」有助減輕你的壓力。你也可以在日常生活中多加運用這些技巧，這有助你在任何壓力情況發生前，變得更放鬆和專注。
- ❑ **深呼吸：**深呼吸有助放鬆肌肉。吸一口氣並閉氣幾秒鐘；通常3至4秒就足夠了。不要呼吸太深或太長，否則會感到不適。呼氣時，盡量放鬆下顎、肩膀和手臂的肌肉。嘗試連續深呼吸幾次，以紓緩更多的壓力。另外，呼氣時亦可對自己説一些話，例如「放鬆」、「平靜」或「放開」。
- ❑ **數數練習：**深深地吸一口氣，然後慢慢呼出空氣，從1數到10或從10倒數至1。
- ❑ **聽音樂：**刻意播放喜愛的音樂或歌曲，可以讓你感到非常放鬆。
- ❑ **視覺意象練習：**想像一個能讓你身體產生放鬆效果的畫面。試閉上雙眼並想像一個讓你感到放鬆的物件、地點或活動，例如日落時在安靜的海灘散步。想像一下，海浪輕輕地沖到岸邊的聲音，海鹽在空氣的氣味，溫暖的沙在腳下的感覺，以及夕陽在天空中創造美麗色彩的景象。你撿到幾個有趣的貝殼或觀看海鷗在海浪中飛來飛去。你可以體驗視覺圖像的細節，添加或更改它以創建最能讓你放鬆的情景。
- ❑ **漸進式肌肉放鬆：**放鬆肌肉有助紓緩壓力導致的身體肌肉繃緊。如果你有任何疼痛、關節受傷或有其他不建議進行劇烈活動的情況，則不應該進行此練習。首先彎曲你的手臂讓肌肉鼓起(展示「老鼠仔」)，緊緊擠壓肌肉並保持3秒鐘，然後放鬆。進而握拳，握緊並保持3秒鐘，然後放鬆。最後伸直你的手臂，然後放鬆並把雙手垂放在身體兩旁。想想肌肉繃緊和放鬆時的感覺之間的對比。這種漸進式肌肉放鬆運動，是一種減少肌肉緊張和繃緊的方法。這只是一些可能對你有幫助的減壓技巧。我們鼓勵你嘗試不同的技巧，看看哪一種最適合你。持續練習這些技巧很重要，你運用它的次數越多，它們在紓緩壓力方面就越有效。此外，你也可使用本指南第八章中提供的「壓力日記」(第68–69頁)，嘗試記錄你感到最大壓力的情況，以及哪些減壓技巧可以幫到你。

關於壓力的資訊，取材自NIH REACH I和II的研究材料：

Belle, S. H., Burgio, L., Burns, R., Coon, D., Czaja, S. J., Gallagher-Thompson, D., . . . & Martindale-Adams, J. (2006). Enhancing the quality of life of dementia caregivers from different ethnic or racial groups: A randomized, controlled trial. *Annals of Internal Medicine*, *145*(10), 727–738.

Gitlin, L. N., Belle, S. H., Burgio, L. D., Czaja, S. J., Mahoney, D., Gallagher-Thompson, D., . . . & Ory, M. G. (2003). Effect of multicomponent interventions on caregiver burden and depression: The REACH multisite initiative at 6-month follow-up. *Psychology and Aging*, *18*(3), 361.

第七章

特定行為的應對策略

躁動

什麼是躁動？

躁動是一系列的綜合行為症狀，當中可以包括過度的肢體動作、攻擊性行為、不安或困擾。躁動並不一定是明顯表示患者有需要或困惑的表現。最常見的躁動行為包括不安、踱步、抱怨、重複語句、消極情緒、要求關注、詛罵和言語或身體攻擊等。大多數認知障礙症患者在患病的某個階段都會出現躁動。

- ❑ **輕度躁動**是指對他人帶來一定擾亂性但無攻擊性、幾乎沒有危險的行為。照顧者可能會因患者行為發生的次數和需要不斷重新引導而感到壓力。輕度躁動的例子包括呻吟、哭泣、爭吵、踱步、不恰當地與陌生人説話、重複問題和/或動作、不恰當地使用電話、遊走或在家中不停移動。
- ❑ **嚴重躁動**是指可能會引致極具擾亂性和/或對自己或他人造成身體傷害威脅的攻擊性行為。設定限制和重新引導普遍對患者沒有作用。嚴重躁動的例子包括尖叫、堅持試圖離家或在公共場所迷路、難以餵食、扔物品、抓住和抓傷照顧者、撞頭或傷害自己。

為什麼會發生躁動？

找出導致患者躁動的原因十分重要。他/她有可能是無法表達清楚未被滿足的需求，或者處於會促使躁動行為的環境。

一般的觸發點

健康因素

- ❑ 疼痛或身體疾病
- ❑ 尿液滯留
- ❑ 便秘或糞便嵌塞

- ❑ 脫水
- ❑ 疲勞/疲倦
- ❑ 幻覺或妄想
- ❑ 大腦的生理變化導致失去行為控制
- ❑ 譫妄
- ❑ 藥物的副作用
- ❑ 抑鬱或焦慮

防衛性行為

- ❑ 對家庭中某些人感到不耐煩或煩躁
- ❑ 需要親密個人接觸的活動，如上廁所、洗澡或穿衣服
- ❑ 匆忙或急速的活動
- ❑ 挑戰或糾正其個人信念或妄想
- ❑ 個人空間或財產被侵佔

挫敗感

- ❑ 爭論、矛盾或被責罵
- ❑ 被拒絕
- ❑ 能力過度負荷——對患者要求太多或期望太高

感到恐懼

- ❑ 感到不安全、憤怒、恐懼或挫敗
- ❑ 感到威脅
- ❑ 陌生人
- ❑ 分離/孤立

需要關注

- ❑ 需求未被滿足，如肚餓、口渴、沈悶或想去廁所

環境因素

- ❑ 地點變化，包括旅行或住院

- ❑ 光暗、時間、空間或睡眠週期被擾亂
- ❑ 過度刺激（例如：噪音太大或人太多）
- ❑ 日常生活規律改變
- ❑ 缺乏規律
- ❑ 社會孤立

預防躁動的策略

- ❑ 不要理會患者的錯誤。
- ❑ 通過簡化和整理家居環境，避免過度刺激患者。
- ❑ 如果患者變得非常情緒化，請為他/她安排一個安靜整潔的地方。
- ❑ 不要提出抽象、需要抽象思維、或你認為患者無法回應的問題/意見。
- ❑ 注意躁動的跡象。
- ❑ 減少刺激，如關閉收音機和電視機等。
- ❑ 安排定時休息。
- ❑ 避免強光。
- ❑ 避免服用咖啡因。
- ❑ 確保生活規律不匆不忙和定時定候。
- ❑ 建立有序的常規，其中包括符合個人興趣和能力的活動。

當患者變得煩亂時該怎麼辦？

- ❑ 使用平靜的語氣及簡單的句子，逐步解釋事情。
  - ○ 即使患者無法理解你的說話，平靜的語氣也許會令他/她感到放心。
- ❑ 諮詢患者的醫生和/或精神科醫生。
  - ○ 這將有助確定患者是否因身體或精神健康而導致躁動或使躁動惡化。
- ❑ 當你與患者交談時，保持冷靜和正面的態度。
  - ○ 當你與患者交談時，你或他人的情緒可能會影響患者的反應。患者能夠感覺到你的負面情緒，如憤怒或挫敗等，這可能會引發負面後果。說話時，放輕語氣和減慢語速。
- ❑ 讓患者參與有建設性的活動或有助他/她減低不安情緒。簡單的重複任務可能會有所幫助，如摺衣服或攪拌湯料。
- ❑ 讓患者參加愉快的活動。
- ❑ 一個簡單的活動，如喝一杯茶或一起看舊照片，可能會使患者平靜下來。
- ❑ 保障環境安全。

- ❑ 確保患者不會因他可能接觸到的物件而意外受傷，特別是在廚房(煮食爐、刀)或浴室(清潔劑、藥物)。另外，確保患者不會離家走失。
- ❑ 順應患者的信念。
- ❑ 播放平靜的音樂。
- ❑ 讓患者做運動或鍛煉身體。
- ❑ 降低你的期望和要求。嘗試降低要求的同時，仍然可讓患者對自己的貢獻感到有價值(例如選擇摺毛巾而不是洗衣服)。盡量不要讓患者處於失敗居多的處境。
- ❑ 用平靜的語氣向患者保證一切都會好起來。
- ❑ 如果患者不會傷害自己或其他任何人，可允許踱步。
- ❑ 支持和鼓勵患者。
- ❑ 如果患者開始躁動，分散他/她的注意力或重新引導他/她參與另一項活動。例如請他/她摺衣服或觀看喜愛的電視節目。

反覆提問

什麼是反覆提問？

反覆提問是指不斷重複提問同一個問題。常見重複的問題包括「今日是幾號？」、「現在幾點？」和「我明天要到日間中心嗎？」等。對照顧者來說，這類型的問題可以是非常煩厭或惱人的。

為什麼會出現反覆提問？

雖然有各種不同的原因會引致患者反覆的提問，但通常是因為某些事情困擾著他們，但他們卻記不起答案是什麼。患者很快就遺忘了答案，但卻沒有遺忘問題。

常見的觸發點

- ❑ 無法記起已經問過相同的問題
- ❑ 不能判斷時間(或不知道照顧者已離開多久)
- ❑ 對正在或將要發生的事情感到焦慮
- ❑ 對生活感到失去掌控力
- ❑ 害怕與照顧者分開
- ❑ 尋求關注
- ❑ 藥物的副作用
- ❑ 聲音或噪音引起誤解
- ❑ 無法表達需求(饑餓、需要去廁所)

策略

- ❑ 留意你對認知障礙症患者所說的話以及他／她重複的內容。
  - ○ 例如：假設你告訴患者當天晚些時候會發生的事，或者你將帶他／她看醫生。如果他／她會不斷詢問「我們什麼時候出發？」，則不要過早告知患者可能會更有幫助。
- ❑ 留意患者說話背後的情緒。當患者一遍又一遍地重複同一問題，例如「今天我做什麼？」，這意味著他／她可能感到迷失、不確定或受到驚嚇。回應這種情緒可能有助安撫他／她。
- ❑ 給患者一個擁抱或輕拍患者手臂。
- ❑ 使用令人放心的語氣。
- ❑ 使用令人安心的詞語，例如「有我在一定是安全的。」
- ❑ 把注意力集中在患者身上。
- ❑ 為患者在家中花最多時間的位置製造一個記憶板。記憶板（例如白板）可以幫助患者記住和取得基本資訊。記憶板是用於解答涉及時間／地點／人、電話號碼和活動／事件等重複問題一個很好的工具。可以將記憶板懸掛或放置在患者最容易看到或找到的地方。如果他／她提出的問題可以通過查看記憶板而得到答案，你可以提醒他／她看看記憶板。
- ❑ 製作能隨身攜帶的小卡。當患者反覆詢問時，可以在他／她隨身攜帶的小卡上寫上問題和答案。這張卡可以放在恤衫、外套或褲子的口袋裡，也可以放在銀包或手袋裡。例如，寫一個問題的答案在小卡上，像「什麼時候吃晚餐？」；在回答時，讓患者看卡的答案。
- ❑ 查閱日曆。忘記或不知道日期和今天是哪一天乃患者的常見問題。這記憶喪失的症狀不會改善，但你可以學習如何應對它，例如讓患者查閱日曆。
  - ○ 你可以購買一日一頁的日曆。
  - ○ 確保日曆上的文字和數字的字型夠大，以便患者查看。
  - ○ 把日曆放在患者坐或臥的位置附近。
  - ○ 讓患者每天查看日曆。這能讓他／她培養查看日曆的習慣。
- ❑ 把患者的注意力轉移到另一項活動，而不是提醒他／她已經提出過相同的問題；例如，嘗試利用散步、食物或他／她喜歡的活動分散其注意力。
- ❑ 盡量保持患者的日常規律，特別是在他／她最有可能反覆提問的時候。
- ❑ 請保持冷靜的語氣去回答患者重複的問題。
- ❑ 剔除引致反覆提問的成因。
- ❑ 如果鏡子、汽車、外套、電視遙控器或照片等物品似乎觸發了問題，請嘗試收起這些物品。
- ❑ 尋求其他服務以協助你照顧患者。
- ❑ 如果你在嘗試這些策略後，仍然對患者的重複提問感到不知所措，那麼你可能需要尋求其他協助。這可能包括其他家人或朋友、日間中心、暫託服務或家居照顧支援。

不恰當的尖叫、呼喊或其他騷擾的聲音

什麼是不恰當的聲音？

不恰當的聲音是指可能令他人感到不安的聲音行為，其發聲的含義或意義可能是不明確的。噪音可以是間歇性或連續性的，有或沒有目的，有不同聲量的。不恰當的聲音可以包括尖叫、沒有意義的噪音、語無倫次地説話、不斷重複同一個詞語、呻吟、咒罵或吹口哨。

為什麼會出現不恰當的聲音？

認知障礙症引起的腦損傷可導致這類型的行為，而這種行為通常在認知障礙症晚期出現。

常見的觸發點

- ❑ 無法表達肚餓、口渴、疲勞或需要使用洗手間等需求
- ❑ 疼痛或不適
- ❑ 房間內的噪音或刺激太多
- ❑ 房間內其他人的某些行為
- ❑ 因為房間裡缺乏刺激而感到沮喪
- ❑ 感到缺乏意義或目的，或沈悶
- ❑ 對正在發生的事情感到焦慮
- ❑ 感到失去對周遭環境的控制
- ❑ 需要一對一的關注
- ❑ 抑制能力下降
- ❑ 抑鬱、孤獨或焦慮
- ❑ 社交孤立

策略

- ❑ 限制認知障礙症患者的選擇。
- ❑ 鼓勵家人和朋友花更多時間與患者在一起。患者可能感到孤獨而試圖與其他人建立關係。如果你認為患者試圖引起你的注意，可安排他有更多時間與其他人單獨相處，這些人可以給患者修剪指甲、讀報、梳理頭髮、或者與他/她交談。
- ❑ 找出有助穩定患者的活動或情景。
    - ○ 播放輕鬆抒情的音樂。
    - ○ 讓患者坐在最喜歡的房間裡或窗戶旁(在安全情況下)。
    - ○ 以平和的聲線與患者交談。

- ○ 採用一致和固定的生活規律。
- ○ 設計患者感興趣的簡單活動(可考慮患者過往的喜好和興趣)

- ❑ 當患者沒有大喊大叫或尖叫時，也給予他特別的關注。
- ❑ 確保患者戴著他/她的眼鏡和助聽器。
- ❑ 與醫生討論患者的行為。
  - ○ 尖叫或與潛在的抑鬱有關，可以透過抗抑鬱藥物改善情況。
  - ○ 請醫生檢查患者是否有尿道感染、鼻竇感染、腹痛或對藥物的不良反應等。

持續爭拗或抱怨

什麼是持續的爭拗或抱怨？

這包括整天不斷或在某段時間中針對某件事情爭執或抱怨，例如每天在穿衣服或洗澡時爭執，又或持續抱怨要去日間照顧中心。

為什麼會持續的爭拗或抱怨？

嘗試找出爭執或抱怨的源頭或觸發點，例如因為要去日間照顧中心或晚上要睡覺等。

常見的觸發點

- ❑ 對正在發生的事情感到焦慮
- ❑ 感到對周遭環境失去控制
- ❑ 害怕與照顧者分開
- ❑ 需要關注
- ❑ 因大腦的變化而降低抑制能力
- ❑ 因大腦的變化導致性格改變

策略

- ❑ 找出有助保持患者平靜的活動或情景。
- ❑ 播放舒緩的音樂。
- ❑ 讓患者坐在最喜歡的房間裡或窗戶旁(在安全情況下)。
- ❑ 以平和的聲線與患者交談。
- ❑ 採用一致和固定的生活規律。
- ❑ 設計患者感興趣的簡單活動(可考慮患者過往的喜好和興趣)。
- ❑ 了解及認同患者說話背後的情緒。

- ❑ 如果患者開始爭執或抱怨，可分散他/她的注意力或重新引導至另一項活動。
  - ○ 例如可以要求患者協助你在廚房裡洗菜或者看一部最喜歡的舊電影。
- ❑ 使用權威人物（如醫生）的話來支持你的立場和論點。在某些情況下，患者可能更傾向聆聽或相信其他人。例如，如果患者認為這是醫生的指令，他/她可能會減少對去日間照顧中心的爭論。
- ❑ 避免回應患者經常抱怨或長期爭拗的事。
- ❑ 如果患者過往經常對某事物爭拗或抱怨，請盡量不予回應或直接離開，這將有助避免情況變壞。
- ❑ 利用音樂去避免聆聽患者的爭吵和抱怨。一些照顧者認為使用隨身播放器（如MP3播放器或手提電話的音樂播放程式），可以讓他們放鬆下來，繼續與患者留在同一個房間或地方。
- ❑ 與醫生討論患者的行為：爭吵或抱怨可能與潛在的抑鬱症有關，這可透過抗抑鬱藥物等治療方法去改善情況。

遊走

什麼是遊走？

遊走的定義很廣泛，可以簡單地視之為漫無目的的步行，或以步行去尋找不可能找到的人或物。遊走也可能涉及在日間或晚上過度走動。當涉及企圖穿過門或窗離家時，這會令患者落入一個十分危險的境地。

「日落症候群」亦可表現為遊走，指患者於傍晚時分踱步。「影子模仿」是另一種遊走形式，指患者寸步不離地跟著某人並模仿他的行為。

你在本節中將找到有關應付患者在家中遊走的策略，這包括改變日常規律和家居環境；以及應付夜間遊走、影子模仿和在外徘徊的相關策略。

患者為什麼會遊走？

減少患者遊走的最佳方法，是要明白導致行為發生的具體原因。而確定遊走是否對患者構成危險和能否繼續允許遊走行為是很重要的。

雖然日落症候群的成因未明，但可能的解釋包括生物化學因素、感官不勝負荷或缺乏刺激，以及壓力、孤立或恐懼等；而脫水和環境昏暗亦被認為是加劇日落症候群的原因。

常見的觸發點

- ❑ 尋找熟悉的人或物品，以取得安全感
- ❑ 可能曾從事過涉及步行的工作
- ❑ 按照以往的習慣活動，例如仍然記掛在特定時間工作、吃午飯、回家、或者探望朋友
- ❑ 尋找某位家人（已故配偶或子女）

- ❑ 以往習慣透過散步減壓或運動
- ❑ 感到沮喪而試圖離開某情境
- ❑ 沈悶
- ❑ 焦慮
- ❑ 未能辨別身處的環境
- ❑ 可能有生理需要，如饑餓或需要使用廁所
- ❑ 不良的睡眠模式導致半夜坐立不安和定向迷失
- ❑ 藥物的作用
- ❑ 對時間的困惑

家居改善

- ❑ 在家中提供安全地遊走的機會。
- ❑ 在櫥櫃、電器以及保存清潔用品或其他化學品的地方，安裝兒童安全扣。
- ❑ 在主要使用的房間和走廊，安裝扶手、穩固不平的地毯。
- ❑ 使用電子監視器(例如用於監視嬰兒的監視器)從另一個房間監督患者的活動。
- ❑ 在門、櫃或抽屜上安裝鈴鐺或警報器，以便在它們被打開時通知你。
- ❑ 在煮食爐安裝自動關閉系統，以防止灼傷或火災。
- ❑ 在電源或氣體喉管上安裝開關掣。
- ❑ 因為患者判斷距離的能力可能受損，可以考慮提高患者家中遊走的安全，特別是在走廊中：
    - ○ 確保提供均勻的光線，不會產生陰影或過於明亮。
    - ○ 安裝窗簾，以隔絕主要房間和通道的眩光。
    - ○ 在睡房裝置夜明燈，使房間有適量光線、消除陰影(陰影可能被患者誤解為許多令他/她感到恐懼的事情)。請不要使睡房過度明亮，否則可能會弄醒患者。
- ❑ 鼓勵患者使用穩固的搖椅，在他/她不安時也可使用。
- ❑ 提供觸覺刺激：
    - ○ 讓患者觸摸有趣的物件，如貝殼、泥膠、毛公仔等。
    - ○ 讓患者能輕易地取得物品，並把物品放在他/她的視線範圍內。
- ❑ 提供視覺刺激：
    - ○ 加入一本含有意義照片的書。
    - ○ 放置患者可能感興趣的雜誌。
    - ○ 移除或隱藏不必要的物品。
- ❑ 使用屏風或窗簾來隱藏令人分心的物品。簡潔的家居環境較不會分散患者的注意力，或較不會令患者尋找遺失了的物品。

- ❑ 為患者提供寧靜、有助休息的環境，可以播放令人愉悅的音樂，如大自然的聲音。
- ❑ 如果患者正在尋找遺失或放錯位置的物品，可購買同樣的物品（鎖匙、錢包等）並在必要時給他/她看到。

改變日常規律

- ❑ 提供讓患者安全地遊走的環境。
- ❑ 考慮定期與患者外出，如參觀博物館、購物中心、或在附近散步。
- ❑ 使用重新導向。這可以包括讓患者走到桌子前參與活動，或者讓患者遠離門或某個特定區域。
- ❑ 分散患者的注意力。提供一些工作或休閒的機會，這對在特定時間遊走（例如在傍晚時）的患者尤其有用。於傍晚時，為患者安排一個與工作相似的規律（例如收拾書桌上的紙張），分散他/她遊走的意圖。
- ❑ 增加日間運動的機會。
  - ○ 考慮使用基本的運動器材。
  - ○ 拜託（或聘請）朋友或鄰居每天陪同患者散步。
- ❑ 考慮讓患者參與日間中心，中心可以提供和指導有固定模式的活動。
- ❑ 持客觀態度。
  - ○ 盡量不要認為患者的遊走是故意的，他/她可能試圖在理解一個似乎不再可預測的世界。
  - ○ 與患者的醫生討論可能令患者遊走的焦慮或抑鬱。

應對夜間遊走的策略

- ❑ 限制午睡的次數。
  - ○ 如果日間休息太多，患者可能很難在晚上入睡。讓患者參與活動或負責任務，可以幫助患者保持清醒。
  - ○ 每天提供適當的體力活動和運動。
  - ○ 提供充足的明亮光線，無論是自然光還是人工光，最好是在清晨。這能幫助調節患者的生理時鐘。
  - ○ 避免在睡前幾小時飲用含有咖啡因的飲品。請記住，茶、不少汽水和咖啡都含有咖啡因；糖和朱古力也令人難以入睡。
  - ○ 避免在睡前進食過於豐富的肉類、含濃稠醬汁的食物，或甜品大餐。
- ❑ 建立一個睡前規律，為患者入睡做好準備。
  - ○ 選擇促進睡眠的活動。嘗試揉揉背部、浸暖水浴或聆聽柔和的音樂，讓患者放鬆及減低焦慮。
  - ○ 定下固定的睡眠時間。
  - ○ 盡量讓患者每晚在同一時間準備睡覺，以便他/她能夠視睡眠時間為日常規律的一部分。

  - ○ 確保患者在睡覺前使用廁所。如果患者經常需要在半夜小便，請嘗試以下策略：
    - 在床邊放置便椅或尿壺，讓患者無須走到洗手間也可以如廁。

- ❑ 對於有時無法控制排尿的患者，會因為尿床的不適而在夜間醒來。失禁用品（如成人尿片）有助減輕濕悶等不舒適感。
- ❑ 如果患者在夜間醒來，可向他說「沒事；現在還不是起床的時候，繼續睡覺吧」來安慰他。
- ❑ 用簡單的解釋，重新引導患者說「現在是夜晚，繼續睡覺吧」。
- ❑ 保持睡房溫度適中。
- ❑ 保持睡房安靜。
- ❑ 使用睡房睡覺，其他活動則在其他地方進行。
- ❑ 與患者醫生諮詢。
- ❑ 如果一些藥物可能會令患者在夜間醒來，或可改變服用時間或劑量，或添加令患者在晚上睡得更好的藥物。有些人（例如有背部問題或關節炎者）可能會因為痛楚而醒來。

應對患者追隨行為（影子模仿）的策略

- ❑ 向患者保證你不會去任何地方。
- ❑ 患者可能因為混淆或焦慮而追隨你。向患者提供保證和安慰，將有助減少這些感覺。
- ❑ 在隔壁房間唱歌、哼唱或說話，讓患者可以聽到你在附近。
- ❑ 為患者安排合適的活動，這將有助引導他做其他事而不是跟隨你。
- ❑ 如果患者不願意獨立活動，如看電視，可嘗試讓他參與你正在做的事。例如可以讓患者幫忙佈置餐桌或摺衣服。
- ❑ 避免談論離開或離開的計劃。這能使患者不再擔心你要離開。

應對患者在外遊走的策略

- ❑ 安裝或更換大門的鎖。
- ❑ 考慮在患者無法觸及的位置（於門的上方或下方），增設一個需要鎖匙的鎖或額外的鎖。
- ❑ 在通往外面的門上放置一個大的「停止」標誌或「職員專用」標誌。
- ❑ 在門上裝置鈴鐺或警報器，使患者離開時能即時通知照顧者。
- ❑ 放置一張地毯，踏到時會播放音樂。這可能會分散患者的注意力。
- ❑ 使用布料、窗簾或牆紙來掩蓋大門。
- ❑ 使用布料或其他材料來遮蓋門柄、鎖或窗戶。
- ❑ 在門上貼上「留在家裡」的標示。
- ❑ 保持入口位置黑暗。
- ❑ 在屋外安裝感應燈。

- ❑ 為患者其他類型的遊走做好準備。患者有可能會用乘坐交通工具遊走一段很長距離。你可以將八達通或零錢放在他/她視線之外，來防止這些問題。

如果患者在外遊走，如何保障安全

- ❑ 攜帶「平安手機」，協助找回走失的患者。
- ❑ 在患者身上或錢包內放一張寫有他/她的姓名和地址的卡片。
- ❑ 備有患者的近照或錄像帶，以便患者走失時助警方尋找。
- ❑ 告知鄰居和其他社區成員及商戶。社區成員可以幫忙尋找患者，如果他們懷疑患者正在外遊走，或可以打電話給你和協助他/她安全回家。
- ❑ 保存一份載有鄰居姓名和電話號碼的列表，以方便患者走失時查問。
- ❑ 教導鄰居如何接觸患者及幫助他/她回家：
    - ○ 從正面走近患者。
    - ○ 自我介紹。
    - ○ 表示提供幫助並協助患者認清今天的日期、星期幾和時間。
    - ○ 避免拉扯或推動患者。
- ❑ 保存一張緊急聯絡清單，包括鄰近的警局、消防局和醫院的電話號碼及地址、平安鐘熱線「一線通平安鐘」等，以方便查詢(例如：貼在冰箱上)。
- ❑ 記錄最新的藥物清單，以便醫務人員在緊急情況下容易取得資料。

長者安居協會提供的服務和計劃

照顧者可為習慣使用傳統功能手機的患者申請長者安居協會提供的「平安手機®」，當患者在外遊走時，指定親友可確認患者的大約位置。患者亦可於需要時按機背附設「平安掣®」，即可直駁24小時「一線通平安鐘™」服務熱線中心，由具經驗的專業關顧服務員提供緊急支援及非緊急服務。如對「平安手機®」有興趣，可以瀏覽以下網站或掃描二維碼查詢或申請。

https://www.schsa.org.hk/tc/services/safe_services/outdoor_safe_services/mobile_phone/introduction/index.html

照顧者亦可為使用智能手機的患者在手機上安裝並開啟「智平安®」APP，照顧者可透過APP查詢患者的位置及實時天氣資訊。「智平安®」APP亦會傳送特別天氣提示給親友，鼓勵他們與長者保持聯繫。如欲了解更多詳情，可到以下的網址或掃描以下的二維碼。

https://www.schsa.org.hk/tc/services/safe_services/outdoor_safe_services/service_2/introduction/index.html

若患者對操作機件有困難/障礙，可使用「一掣式」操作的「隨身寶®」。讓使用者在危急的情況下只需按動機件上唯一的按鈕，即可直駁協會7 × 24小時「一線通平安鐘™」服務熱線中心，由具經驗的專業關顧服務員提供緊急支援及非緊急服務。照顧者亦可藉此查看患者的所在位置。想了解更多，可到長者安居協會的網站查詢或掃描以下的二維碼。

https://www.schsa.org.hk/tc/services/safe_services/outdoor_safe_services/mls/introduction/index.html

煩躁不安或動作不停

什麼是煩燥不安或動作不停？

煩燥不安與躁動有密切的關係，它是阿茲海默症等認知障礙症患者常見的問題。例如：躁動的認知障礙症患者有時會變得焦躁不安而開始踱步或坐立不安。其中一種煩燥不安的形式稱為「日落症候群」。日落症候群行為被定義為在下午或傍晚開始不安或躁動。經歷日落症候群的人可能在下午和傍晚變得更焦慮或困惑。日落症候群可以是一種非常令人困擾的行為，令家庭照顧者感到疲憊不堪。

為什麼會出現煩燥不安？

嘗試找出引發不安的情況、事件和時間。以往不困擾患者的環境，或與其他人的交流等，都可能是誘發的原因。

常見的觸發點

- 潛在的健康狀況，導致疼痛和不適
- 焦慮
- 擔心物品放錯位置或遺失
- 不熟悉的環境
- 尋找某人或某物，例如「屋企」
- 感到擔心或迷失
- 沈悶

策略

- 如果患者煩燥不安，可在上午安排日常活動；下午則安排簡單、使人平靜的活動。
- 避免服用咖啡因。
- 簡化和整理家居環境，以避免過度刺激。如果患者感到非常不安，可為他們安排一個安靜、整齊的地方。
- 讓患者參與其他活動。這可讓他把注意力集中在其他東西，以減少不安。簡單的重複任務，如摺衣服或攪拌湯料可能有幫助。簡單的活動，如喝一杯茶或一起看舊照片，也可能有幫助。
- 播放舒緩或令人平靜的音樂。
- 視踱步為一種正面的身體運動形式。
- 計劃在患者最有可能變得焦躁不安時，與他/她共處。
- 用簡單的句子逐步解釋正在發生的事情。即使患者無法理解你的話語，平靜的語氣也會令他/她感到安心。

- 諮詢患者的醫生。身體檢查將有助發現任何身體問題、思覺失調症狀、焦慮或抑鬱、或藥物的副作用。
- 確保環境安全。
  - 確保患者不會因他可能接觸到的物件而意外受傷，特別是在廚房（煮食爐、刀）或浴室（清潔劑、藥物）的物件。
- 確保患者不會自行離家和走失。

翻尋物件和囤積雜物

什麼是翻尋和囤積行為？

翻尋物件包括尋找自己或他人衣櫃、抽屜或化妝檯中的物品。搜索的目標甚至可能不存在或者是過往的事物，但亦可以是有合理原因的。在某些情況下，認知障礙症患者可能會將化妝檯或書桌完全拆開。與此相關的行為是囤積雜物、拿取並收藏物品。當積存的是容易腐爛的食品時，囤積雜物會危害患者的健康。

為什麼會發生翻尋和囤積行為？

了解翻尋物件的原因。翻尋物件可能是發洩的方法。囤積雜物有時是因患者質疑別人拿走他們的財物而導致的。

翻尋物件的常見觸發點

- 尋求觸覺/感官刺激
- 沈悶
- 試圖尋找感興趣的物品
- 想感到有作為

囤積雜物的常見觸發點

- 試圖獲得控制感
- 延續以往養成的儲物習慣，例如是經歷過戰爭或饑荒的患者
- 試圖依循他/她正在經歷的損失而去堅守某些東西

策略

改變家居環境

- 嘗試讓患者在一個有趣和安全的地方（一個你不介意混亂的位置或房間）進行翻尋。

- ❑ 設置一個裝滿不同物品的抽屜、膠箱或盒子。
- ❑ 設置一張放有辦公用品的桌子，讓患者使用。
- ❑ 設置相簿，讓患者可以重新排列照片。
- ❑ 給患者一些安全的物品進行囤積，如餐巾或舊鎖匙。
- ❑ 放置雜誌或書籍在茶几上，讓患者閱讀。
- ❑ 將小型物品（如人造珠寶或鈕扣）放在容器中，讓患者分類、放入和取出。
- ❑ 利用彩色膠帶或塗料，凸顯可進行翻找的抽屜或位置。
- ❑ 在抽屜頂層放滿可以翻找的東西。
- ❑ 提供可分類的物品，如衣服、餐具、鈕扣和金錢。

增加感官刺激的機會

- ❑ 播放輕鬆愉快的音樂。
- ❑ 引入觸覺（觸摸）體驗，例如玩黏土或烹飪。
- ❑ 創建一個感官刺激板或一個包含門鎖、把手和鎖等物品的雜物箱。
- ❑ 移除物品，以盡量減少翻尋和囤積造成的損壞：
- ❑ 如果患者會把物品收藏起來，然後再尋找它們，你可為他提供一個可安全保存物品的地方。
- ❑ 把鎖匙等貴重物品放在患者視線和可觸及的範圍之外。
- ❑ 把容易腐爛和已開封的食物放在患者視線範圍之外。
- ❑ 在冰箱或廚櫃安裝兒童安全鎖。
- ❑ 拿走貴重的玻璃物品。
- ❑ 把門柄和門塗成相同顏色，讓門柄「隱藏」起來。
- ❑ 於你不希望患者去的地方貼上「不准進入」的標示。

改變日常規律

- ❑ 建立包含運動和有意義活動的日常規律。
- ❑ 使患者覺得自己的行為有貢獻和具有自我價值。
- ❑ 讓患者進行一些有貢獻的活動，例如使用吸塵機、洗碗碟或摺毛巾（例如：一些能用到大肌肉及重複動作的活動）。
- ❑ 識別出行為的模式。如果患者持續取走同一樣物品，如手錶或眼鏡，則讓他／她保留一個較便宜的。
- ❑ 把患者的日常用品放在他／她的視線範圍內，使患者無需尋找。

拒絕或抗拒照顧

拒絕照顧意味著什麼？

拒絕或抗拒照顧會以不同的形式出現。認知障礙症患者有可能變得躁動，會以躲開、離開、哭泣或大聲叫喊、言語或身體攻擊，如咒罵、咬、捉、推或威脅等，以抗拒日常活動的幫助。

你可在本節找到關於改變家居環境和日常規律的應對策略，這些策略將幫助你和患者更容易完成日常活動。此外，你將找到關於洗澡、穿衣、進食和梳洗的資料。

為什麼患者會拒絕或抗拒照顧？

抗拒通常發生在涉及貼身照顧的時候，包括洗澡、穿衣、去廁所、進食、服用藥物或去看醫生。患者可能無法理解照顧的原因及其重要性，也可能覺得這些事情麻煩。

常見的觸發點

- ❑ 恐懼、疼痛或苦惱
- ❑ 困惑要做些什麼
- ❑ 不舒服
- ❑ 失去對事物的控制
- ❑ 過度刺激或太多分心的事
- ❑ 自我保護行為
- ❑ 無法識別或理解照顧者的行為
- ❑ 個人空間遭侵佔
- ❑ 表達未被滿足或不明的需求

一般策略

改變家居環境

- ❑ 調節房間的溫度，確保穿脱衣服之類的活動不會令患者覺得過冷或過熱。
- ❑ 僅放置活動所需的物品。
- ❑ 按照使用次序排列物品。例如按照梳洗的順序放置梳洗用品。
- ❑ 在大型壁報板上寫下兩至三步指令。如果患者不能閱讀文字，可使用照片或繪圖。
- ❑ 把物品放置在患者的視線範圍內，以便更容易找到。
- ❑ 拿走該活動不必要的物品，例如飯桌上的額外餐具或報紙，以確保物品不會分散患者的注意力或混淆患者的思緒。
- ❑ 使用電子監控設備，監督另一房間的活動。

- ❑ 加闊門道或降低門檻，使患者更容易進出房間。
- ❑ 使用屏風或窗簾，隱藏令患者分心的物品。
- ❑ 如果患者開始出現行為問題，應預備一件可以分散他/她注意力的物品。
- ❑ 除去尿液和清潔劑等令人不快或有害的氣味。
- ❑ 保持電視機和收音機等背景噪音在較低水平，以免影響患者。
- ❑ 鼓勵患者配戴眼鏡和假牙。
- ❑ 在門口安裝安全欄，防止患者進出某些房間，如洗手間或樓梯。安全欄要有足夠的高度，確保患者能夠看到它而不會被它絆倒。安全欄不要裝在樓梯的頂部，因為會造成患者摔下和受傷的危機。
- ❑ 在門、櫃門或抽屜上安裝鈴鐺或警報器，當它們被打開時可以提醒你。
- ❑ 在櫥櫃、抽屜和/或門上安裝鎖或安全鎖。
- ❑ 調節光線。使用窗簾或窗紗阻擋強光。在房間裡放置更多的燈光，以清除陰影。
- ❑ 確保通道沒有物件阻擋。

改變日常規律

- ❑ 如患者以不尋常但有效的方式做某事，請不要糾正他。此外，忽略不重要的過失，例如衣服顏色不搭配。
- ❑ 在幫助患者進行日常照顧活動時，營造一種平靜和包容的氣氛。
- ❑ 給患者正面的鼓勵。因為患者對照顧者的情緒可能很敏感，如果他/她感覺到你傷心或沮喪，可能會變得更加傷心或沮喪。
- ❑ 給予患者足夠的時間去完成任務。
- ❑ 建立每項照顧活動的規律，例如安排患者每天在同一時間睡覺或在每頓飯後帶他/她到洗手間。
- ❑ 使用不同的方式向患者展示該做什麼：
    - ○ 示範你希望患者做的行動/動作。
    - ○ 使用簡單、清晰、單一步驟的指示，例如「將肥皂放在毛巾上」或者「張開嘴」。
    - ○ 逐步指導，以幫助患者完成活動。
- ❑ 僅在必要時才協助患者完成活動。
- ❑ 如果患者無法自行洗腳，請幫助他/她進行此部分，並僅指導洗澡所涉及的其他步驟。
- ❑ 問問自己：「我是否真的有必要完成這項工作，或者這個工作是這樣完成的嗎？可以在稍後才完成或由其他人完成嗎？」
- ❑ 擴展你的社區支援網絡，包括尋找全職/兼職照顧員、家傭、義工、親友等，為患者提供日常照顧，如洗澡、穿衣、餵食、準備膳食等。
- ❑ 為所有參與照顧患者的人制定照顧工作時間表。
- ❑ 教導其他人如何依照既定流程進行每項照顧工作。

- ❑ 詢問醫生或藥劑師有關藥物對患者參與日常活動所造成的副作用。

處理拒絕洗澡的策略

改變浴缸

- ❑ 在浴缸水中加入幾滴藍色食用色素，使患者更容易看到，也可令浴缸水看起來更吸引。
- ❑ 用溫度計檢測水溫，並留意患者對水溫過熱或過冷的抱怨。
- ❑ 設定熱水爐的溫度不超過攝氏49度。
- ❑ 沐浴時，使用浴盆椅/長凳或手持式花灑。
- ❑ 在浴缸邊貼上彩色膠帶以增加對比度，幫助患者分辨環境。
- ❑ 在浴缸安裝扶手。
- ❑ 移除浴缸上的玻璃浴屏或在淋浴範圍作出其他改動，以便患者進出。

改變浴室

- ❑ 使用顏色鮮豔的沐浴用品(肥皂、肥皂盒、毛巾)。
- ❑ 在浴室的門塗上明亮、引人注目的顏色。
- ❑ 拆下浴室門上的鎖或更改門鎖的位置。
- ❑ 在浴室地板放置防滑墊。
- ❑ 添加感官刺激，讓患者放鬆下來。
- ❑ 利用香味，讓沐浴體驗愉快。
- ❑ 播放柔和輕鬆的音樂。

改變沐浴規律

- ❑ 把沐浴用品逐樣交給患者使用。
- ❑ 沐浴後，請向患者提供大而暖和的毛巾或毯，讓他/她保暖。沐浴時，也可以使用毛巾覆蓋患者的重要部位，有助保障私隱。
- ❑ 如果患者看似怕水，可改用花灑洗澡。
- ❑ 洗澡時，營造平靜和安心的氣氛，特別是當患者進出浴缸或淋浴間時。
- ❑ 避免責罵、批評或侵犯患者的個人空間，尤其在他/她表現出躁動的跡象時。
- ❑ 如果患者需要集中精力到洗手間或進出浴缸/淋浴，請不要在那一刻與他/她交談。
- ❑ 稱讚患者的乾淨程度和付出的努力。
- ❑ 讓患者有足夠的時間去適應光亮度的變化。
- ❑ 提供一個安全的地方，讓患者站立或坐下，直到他/她的眼睛已適應光亮度的差異。

- ❑ 可考慮交替沐浴安排。例如：考慮每週兩次浸浴或每日以海綿擦洗。
- ❑ 如患者有充足的休息時，嘗試在早上幫他/她洗澡。

處理拒絕穿衣的策略

改變家居環境

- ❑ 從衣櫃中取出所有換季後、不合身或很少穿著的衣服。
- ❑ 整理衣櫃和抽屜，把同類型的物品放在一起。
- ❑ 穿著易於穿脱的衣服，例如有魔術貼、橡筋褲頭或過頭笠的衣服。
- ❑ 穿著免綁鞋帶或有魔術貼的鞋。
- ❑ 加置層架、衣櫃整理箱或額外的空間來整理衣服 。

改變穿衣規律

- ❑ 限制風格和顏色的選擇。
- ❑ 按照患者穿衣的順序擺放衣服。
- ❑ 購買能夠以不同方式配搭的衣物。
    - ○ 建議選擇一些基本顏色，並只購買這些顏色的淨色褲子/恤衫。
    - ○ 襯衫/毛衣/恤衫也按選定的配色方案購買，可以是印花或純色布料。
    - ○ 把一套衣服放在一起。
    - ○ 一套衣服包括內衣和襪等。你可以將整套衣服交給患者，使他們不必額外搜尋這些物品。
- ❑ 在睡房裡設立一個地方，放置早上所需的衣物。
- ❑ 定期從房間裡取出骯髒的衣服，避免患者穿上。
- ❑ 按衣服穿著的次序，把衣服逐件遞給患者。
- ❑ 使用簡單、清晰、單一步驟的指令，例如「將手臂放在手袖口裡」或「拉起褲子」。
- ❑ 稱讚患者的外表和他/她作出的努力。
- ❑ 如果患者想連續兩天穿著同樣的衣服，請容許彈性處理。
- ❑ 為患者選購柔軟舒適的衣服。
- ❑ 如可行的話，讓患者選擇自己喜歡的衣服或顏色。
- ❑ 取走與季節不符的衣服。例如，在冬季時取走衣櫃中的短褲，避免患者錯誤穿上。
- ❑ 如果患者堅持每天穿著相同的衣服，請購買多件相同衣服。
- ❑ 讓患者穿著社交合宜的衣服。例如：告訴患者有朋友會來探訪，鼓勵他/她穿著悦目的衣服。

處理拒絕進食的策略

改變家居環境

- ❑ 以同一個方式擺放餐具、碗碟和食物。
- ❑ 選用白色盤子，以避免餐具圖案分散患者的注意力。
- ❑ 只放置一款餐具，以保持餐桌擺設簡潔。最簡單的是只擺放湯匙，讓患者可以舀食物。
- ❑ 擺放碗碟於防滑面上（如餐墊），而防滑面的顏色要與碗碟顏色形成對比。例如：把白色碗碟放在藍色餐墊上。
- ❑ 使用有把手及杯蓋的杯子和吸管，防止飲料濺出。
- ❑ 考慮在食物中加入酸梅或陳皮等配料，增加患者食慾。
- ❑ 在電氣或煤氣管上安裝開關掣。
- ❑ 使用輔助性用具，如特製餐具（如粗柄、可彎曲的湯匙）或斜口碗碟。
- ❑ 使用碗、斜口碗碟或防止食物溢出的碟，容許患者把食物推到餐具上。
- ❑ 特製餐具（如粗柄、可彎曲的湯匙）較容易控制和緊抓。
- ❑ 在大而穩固的餐桌上進食。
- ❑ 調整桌子或椅子的高度，使患者能舒適地使用。

改變飲食規律

- ❑ 每次只擺放一種食品。
- ❑ 保持簡單的食物擺設，以吸引患者。
- ❑ 如患者有咀嚼困難，請提供切碎了或較軟的食物。
- ❑ 加入醬汁或肉汁，使食物變得濕潤。應避免進食較硬或容易鬆散的食物（如果仁、蛋卷）和乾、粘稠的食物（如白麵包、湯丸）。
- ❑ 如果患者有吞嚥困難，可把食物切成小塊。
- ❑ 如果患者有進食過多的問題，請在碗碟上放上較少的分量。
- ❑ 請向患者的醫生和牙醫查詢患者不願意進食的醫療原因。
    - ○ 與患者的醫護人員交談或能令你更了解患者的飲食習慣，尤其讓牙醫定期檢查患者的假牙，以確定假牙是否適合。如果假牙不貼服，這或會影響患者咀嚼食物的能力。
- ❑ 聯絡患者的醫生或藥劑師，以確定患者是否正在服用抑制食慾的藥物。
- ❑ 與醫生討論導致患者不舒服或難以進食的情況，例如口腔潰瘍或吞嚥困難。
- ❑ 與醫生或營養師討論患者的食物或飲料攝取量。他們可以計算患者每天應攝入多少卡路里。如果患者沒有以前那麼活躍，他可進食較少的食物。
- ❑ 了解有關影響患者食慾的零食（例如咖啡因會抑制食慾），並相應地安排其他適合的零食。如果患者進食的分量過少，可以嘗試在患者日間最常停留的地方附近，放下營養豐富的小食。

- 如果患者拒絕進食，請避免爭辯或試圖説服他／她進食，否則雙方都會感到沮喪。採用以下建議可能會有所幫助：
  - 坐下來，與患者一同進食。
  - 如果患者停止進食，偶爾提示他。
  - 給予清楚和具體的提示。例如：不是叫他吃或向他們解釋為什麼需要吃，而是簡單地説：「媽媽，請吃一口飯。」
  - 懂得變通。這有助避免你和家人感到沮喪。例如：如果患者不願進食某一種食物，請嘗試給他／她另一種食物。
- 讓患者穿上襯衣、罩衣或圍裙，以防弄髒衣服。
- 如果患者使用輪椅，盡可能轉坐到「普通」的椅子上。如果必須使用輪椅而患者又能輕鬆坐起來，則取下輪椅的扶手。
- 碗碟和患者的距離應相隔10至12吋。
- 如果患者使用餐具有困難，請預備迷你和方便進食的食物（如小點心／一口食物），並鼓勵他用手進食。
- 小塊、方便進食的食物，也可以是營養豐富的食物，因此，把這類食物給使用餐具有困難的患者，可增強患者進食的信心，並讓他／她自行進食。
- 避免患者一邊進食一邊看電視，因這會分散注意力。
- 如果患者需要餵食，請使用以下餵食技巧：
  - 待長者咀嚼吞嚥後才繼續餵食。
  - 餵食時，每次不可給予過多分量
  - 鼓勵患者拿著食物／餐具，並引導他／她把手放到嘴的位置。
  - 切勿把不同食物混合攪碎在一起。
  - 輕輕壓下患者的下巴，以幫助他張開口。
  - 溫柔地提醒患者咀嚼、慢慢吃和吞嚥。
  - 留在餐桌旁邊與患者一起吃飯。
- 如果不常見的家人或朋友要求一起吃飯，嘗試指定一位你熟識的人主要與患者互動，以滿足他／她的社交需要。
- 如可能，盡量保持較少的人數（最多4人，包括你和患者）。
- 適當地觸摸以平靜或鼓勵患者。

處理患者拒絕梳洗的策略（個人衛生）

改變家居環境

- 將一個特定梳洗用途的物品放在已標記的儲物箱中。儲物箱可以是透明或非透明及可以標記的（從最簡單到最複雜）：

- ○ 印有患者要做事情所需物品的圖片
- ○ 另一個人在做該項事情的圖畫或圖片、物品的繪圖，或表明要做的事情和／或物體的標籤（例如：所有剃鬚物品可以標記為「剃鬚物品」，並附上剃鬚的照片。對於有閱讀困難的人，首選採用患者的真實照片。）

- ❑ 每天清除患者不使用的物品，同時把其他家人的物品放置於患者視線外。
- ❑ 僅使用患者熟悉的產品和產品包裝。例如，泵裝梘液和牙膏對患者來說可能太新穎，容易引起混淆。
- ❑ 購買幾件相同的個人護理用品，以便隨時有代替品。例如：購買幾件相同款式和顏色的牙刷或梳。
- ❑ 協助患者在浴室中使用電器，或安排患者在另一個房間使用這些電器。
- ❑ 必要時，從浴室取走所有電器。
- ❑ 熱水爐的溫度調節至不高於攝氏49度，以免燙傷。
- ❑ 使用粗手柄的梳洗用品。
- ❑ 使用鮮豔的顏色（紅色、黃色和橙色）和／或大尺寸字體，以突出要注意的說明或事項。

改變梳洗規律

- ❑ 不要問患者是否想刷牙、剃鬚等；相反，要告訴他／她：「請你現在去刷牙。」
- ❑ 根據患者的需要，把梳洗物品交給他／她，並在遞交時說出每件物品是什麼。
- ❑ 安排患者在沒有其他人使用洗手間的時段進行梳洗，讓他／她有足夠的時間。
- ❑ 建立一個社交合宜的梳洗模樣。例如說：「你看起來很乾淨和好看。我們一起散步，讓人看看你吧。」

失禁

什麼是失禁？

失禁是指無法自主地控制排尿、排便或尿床。兩種失禁不一定同時出現。在認知障礙症中後期出現失禁情況很常見。

為什麼會出現失禁？

如果剛剛出現失禁的情況，應該先了解引起失禁的原因。失禁可能是由於身體上的疾病引致。改變認知障礙症患者的日常規律、衣服或環境，可以處理失禁問題。

常見的觸發點

- ❑ 尿道感染、便秘或前列腺問題等疾病
- ❑ 由於行動不便，難以及時去廁所
- ❑ 藥物的副作用
- ❑ 未能找到廁所的位置
- ❑ 使用洗手間時難以脫衣服
- ❑ 未能意會如廁的需要
- ❑ 難以看到或辨認廁所／便椅
- ❑ 無法表達需要使用洗手間

策略

改變家居環境

- ❑ 使用簡單直接的馬桶圖片或照片，並將其放置在患者試圖找洗手間時容易看到的位置。
- ❑ 關閉洗手間門以外的所有門。
- ❑ 把洗手間門塗上明亮的顏色。
- ❑ 使用大箭嘴，指出從客廳或睡房到洗手間的路線。
- ❑ 在廁所門上加設廁所標誌。
- ❑ 使用彩色和加上軟墊的坐廁。
- ❑ 晚上使用夜明燈，或保持洗手間燈常開。
- ❑ 移除或蓋住任何令患者誤以為是廁所的物件，例如水槽、垃圾桶或洗衣籃。
- ❑ 使用輔助設備，令使用洗手間的過程更安全、更輕鬆：
    - ○ 利用扶手協助患者坐下及從坐廁站起來
    - ○ 使用坐廁升高器
    - ○ 在睡房放置便椅供夜間使用

改變日常規律

- ❑ 應避免責備或責罵患者。
    - ○ 請記住失禁是會令患者感到尷尬的。
    - ○ 盡量做到實事求是，並理解意外是會發生的。當患者成功時，稱讚和鼓勵他／她。
- ❑ 日常多觀察患者如廁前的行為。
    - ○ 鼓勵患者在需要使用洗手間時告訴你。

- 如果患者不能告訴你，請留意不尋常的聲音或表情，如慌張、解開衣服或踱步等跡象，並提供協助。

- ❑ 確定意外發生的時間並提前計劃。
- ❑ 記錄失禁的日期和時間，為患者訂下如廁時間表。
- ❑ 建立每兩個小時上一次廁所的習慣。
- ❑ 如果已經建立了如廁的習慣，請避免作出不必要的改動。
- ❑ 以陳述的形式發出指示，而不是發問。例如：「我們現在將使用廁所」，而不是「你需要小便嗎？」
- ❑ 使用肢體語言，例如：扶著患者的手肘走向和/或指向洗手間。
- ❑ 向患者的醫生諮詢，了解失禁是否由健康狀況引起。
- ❑ 減少攝取酒精和咖啡因（如濃茶）。因為它們對膀胱神經具刺激性，並可能使患者更緊急或更頻繁地排尿。
- ❑ 避免在睡覺前數小時讓患者喝飲料。
- ❑ 幫助患者脱掉衣服並坐在馬桶上。
- ❑ 保持患者服裝簡單。考慮：
  - 穿著橡筋褲頭或魔術貼的褲或裙
  - 穿著兩件式服裝，只更換弄髒了的衣著
- ❑ 考慮為女性患者使用衛生巾、防水床墊、成人尿片或護墊等產品。
- ❑ 讓患者喝水或利用流水聲刺激排尿。
- ❑ 鼓勵患者每天喝6杯飲料（除非醫生另有説明）。
- ❑ 可嘗試不含咖啡因的茶、不含咖啡因的咖啡、果凍、雪條或果汁。
- ❑ 如果患者需要服用纖維補充劑，應建立在每天同一時間服用的習慣。
- ❑ 請記住失禁是因健康狀況或疾病引起的，並不是患者能控制的。

危害自己的行為

什麼是危害自己的行為？

危害自己的行為可以是有意或無意的。故意造成的行為，如剚手，可引致傷害。拒絕服用藥物、駕駛、忘記關掉爐頭或不恰當進食等間接或無意的行為，亦會危害患者的安全和健康，因患者或沒有意識到這些行為的危險性，所以對身邊的人是非常煩惱的。

為什麼會出現危害自己的行為？

大多數患者不承認自己認知功能的缺損，也不能認清某行為的風險或潛在的危險。此外，某些類型的認知障礙症會出現「美麗的平靜」（La belle indifference）——患者無法感到憂慮、擔心或焦慮。

常見的觸發點

- ❑ 抑鬱
- ❑ 無法適當地使用設備
- ❑ 不能識別或準確地辨認物品
- ❑ 沒有意識到行為對自己的危險性

策略

- ❑ 鎖起或清除所有危險物品，包括火柴、刀、打火機、電動工具、鐵桿等物品。
- ❑ 銷毀所有已往處方的藥物，防止患者錯誤服用。
- ❑ 檢查煙霧探測器的電池，確保警報響亮，容易被聽到。此外，在廚房裡放一個滅火筒。
- ❑ 降低熱水爐的溫度，防止患者燙傷自己。
- ❑ 如果患者有遊走的傾向，則可以通過鎖門來限制他進入有潛在危險的區域，如廚房。
- ❑ 鎖起或銷毀有毒物質，包括清潔劑、殺蟲劑和藥物，避免患者意外地服用。把藥物妥善藏於上鎖的盒子、櫃子或抽屜裡。
- ❑ 如果患者堅持駕駛，請嘗試使汽車停止運作。
- ❑ 銷毀有毒植物(如羊角拗、夾竹桃)，以免患者誤食。
- ❑ 拆下煮食爐上的按鈕，讓患者不能開啟煮食爐。如果使用電磁爐，你可以在爐的背面安裝一個開關掣，讓加熱器在處於關閉狀態時無法運作。
- ❑ 牢固所有出口，包括門窗，防止患者傷害自己。
- ❑ 在存放清潔用品的櫃安裝兒童安全鎖。
- ❑ 拆除房間鎖頭，讓患者不會反鎖自己。
- ❑ 把重要的電話號碼，如警察、消防、家人和朋友的號碼，貼在電話旁。
    - ○ 啟用電話上的「快速撥號」功能(如有)並連接到緊急求助熱線(如999)。這會節省你在緊急情況下的求助時間。
- ❑ 分散患者的注意力或重新引導他/她。
    - ○ 這可能涉及玩簡單的遊戲、聽舒緩的音樂、或查看家庭相簿。
- ❑ 更多的指導患者。可能讓患者每週幾天待在一所成人日間中心；或者讓其他人每天與患者在家中待上幾小時。
- ❑ 與患者的醫生交談，了解患者是否可能患上抑鬱症，尤其是患者談及自殺並企圖傷害自己時。考慮與醫生討論處方抗抑鬱藥物給患者服用，這類藥物用於治療患者的抑鬱症效果良好。

毀壞財物

什麼是毀壞財物？

認知障礙症患者有時因無法適當地移動身體或正確地使用物品（例如餐具）而損壞或毀壞物品。這種無法開始和執行動作的情況，稱為失用症（apraxia），在認知障礙症中十分常見。

為什麼會發生財物破壞？

了解可能觸發患者躁動的因素，是防止災難性反應的關鍵。

常見的觸發點

- ❑ 不再理解如何使用物品
- ❑ 躁動引致的憤怒和沮喪
- ❑ 災難性的反應

應對策略

- ❑ 將易碎的物品放在患者的視線範圍外。
- ❑ 收藏好錘子或刀等用具，防止患者使用而造成損傷。
- ❑ 處理可能會導致財物破壞的躁動：
    - ○ 分散患者的注意力，並重新引導他／她去做另一項活動。
    - ○ 將患者轉移到較安心的環境中。
    - ○ 使用平靜和讓人放心的聲線。
- ❑ 設置一個房間，讓患者可以安全地「任意更改或修補」。
    - ○ 在這個房間設置數個抽屜，讓患者可以打開和關閉它、從中拿出東西，並放入其他物品。

不恰當的性行為

什麼是不恰當的性行為？

不恰當的性行為包括各種形式：

- ❑ 在開著門的睡房裡自慰
- ❑ 在公共場所或鄰居面前除去衣服和露體
- ❑ 在公共場所撫摸配偶
- ❑ 在公共場所性騷擾陌生人（例如餐廳裡的女服務員）

為什麼會出現不恰當的性行為？

患上認知障礙症的人，雖然步入晚年，但仍繼續有性感覺。在某類型的認知障礙症中，性感覺或其表露的行為可能比較誇張，甚至變成性慾亢進。由於患者喪失正常抑制或判斷能力，令性慾亢進變得複雜。這些不恰當的行為對患者來説可以是非常痛苦的，他/她慢慢失去社交禮儀，可能會在公開場合作出不適當的表現，然而患者往往不了解其行為的後果。這些行為可能是身體的自然反應，而不是患者可以控制或遏止的。

常見的觸發點

- ❑ 誤以為要脱衣服洗澡
- ❑ 誤解擁抱為性接觸
- ❑ 不舒服——太暖或衣服太緊
- ❑ 生殖器痕癢
- ❑ 需要小便
- ❑ 希望取得注意、關愛或親密感
- ❑ 自我刺激，令自己感覺良好
- ❑ 腹股溝皮疹或過敏
- ❑ 糞便嵌塞
- ❑ 酗酒/戒酒時的身體反應

預防不恰當的性行為的策略

- ❑ 將患者的衣服（尤其是褲子）前後倒轉，或將皮帶扣放在後面，防止患者在公共場合脱衣服。
- ❑ 監視和關閉含色情題材和內容的電視節目（例如：成人頻道）。
- ❑ 如果你認為患者的性行為不正常，告知醫生並查詢是否能以藥物控制這問題。
- ❑ 避免出席會引起患者作出不當行為的社交活動。
- ❑ 如果患者是你的配偶，而你不希望與他/她發生性關係，請更換睡房或更改休息時間（讓他/她先睡覺）或早上起床時間（比他/她早起床）。
- ❑ 即使是開玩笑也不要發出含糊的性信息。
- ❑ 避免非言語的性信息。
- ❑ 在進行個人照顧（如洗澡）時，可以談論其他事情，以分散患者的注意力。
- ❑ 檢查室溫，避免溫度過高。
- ❑ 讓患者穿著舒適的衣服。

發生不恰當的性行為時的策略

- ❑ 把解釋便條交給患者可能主動接近的陌生人，以便解釋他/她的不當行為。
- ❑ 冷靜而堅定地作出回應，不要過度反應或與患者當面對質。如果患者在公共場所或露台脫衣服，請給他/她穿上長袍或與他/她一起走到較隱蔽的位置去處理情況。
- ❑ 分散患者的注意力和重新引導他/她。
- ❑ 讓患者進行適量運動。
- ❑ 播放柔和的音樂，營造平靜的氣氛。

不當的社交行為

什麼是不當的社交行為？

認知障礙症患者改變社交行為是非常普遍的。患者不遵守社會認可的規則(例如在什麼時候和地方說出恰當的說話或做出恰當的行為)。例如：患者可能會不客氣地評論別人的外表，而令照顧者感到非常煩惱。

為什麼會出現不當的社交行為？

導致不當行為的原因是患者沒有抑制能力、失去正常的判斷力或分寸。患者的言行舉止不受約束，讓人覺得他/她不得體、粗魯、令人反感。

常見的觸發點

- ❑ 定向感迷失
- ❑ 混亂(例如：把女兒誤以為是妻子)
- ❑ 被要求做一些過於複雜的事情

策略

- ❑ 限制患者與陌生人接觸的機會。在減少發生一些令人尷尬的事的同時，他/她仍然可以參與一些日常活動，例如：在非繁忙時段前往餐廳找一個安靜的位置坐下。如果患者需要與你一起去超級市場，可在非繁忙的時段前往。
- ❑ 準備一個簡單的解釋或隨身攜帶數張預先寫好的解釋卡片。如果患者做了一些社交不恰當的事情，便將此卡片給予旁邊的人。
- ❑ 不要與患者爭執。使用平靜的語氣，告訴患者這種行為對你造成困擾。如果他/她看起來很迷惘、困惑或害怕，請先令他/她感到安心，然後盡量慢慢地、清晰地跟他/她說話，這樣患者才能明白你。

- ❑ 有心理準備需要反覆傳達你的要求和用意。患者或不能馬上理解你的要求。此外，患者也可能忘記你曾要求他/她不要做或說些什麼。
- ❑ 盡量不要太在意患者的言行。請記住，是疾病導致了患者作出不恰當的行為。
- ❑ 讓患者幫忙做一些事情。例如，如果你看到患者在超級市場與某人交談，請平靜地提醒他在購物時需要和你在一起，然後讓他幫忙，例如推購物車或拿著一盒麥片。

具攻擊性或好鬥的行為(言語或身體威脅行為)

什麼是攻擊或好鬥行為？

好鬥行為可以是身體或言語上的，通常是慢慢積累變成攻擊性行為。開始時表現出焦慮，然後逐漸變成口頭攻擊。這類言語好鬥行為是指令人不好受的怒斥。如果沒有有效處理好這類言語好鬥行為，則可演變成身體上的好鬥行為。身體上的好鬥行為是指肢體動作，如擊打、推、捏或扯頭髮。

為什麼會出現攻擊或好鬥行為？

引起或激發躁動和好鬥行為的環境因素很類似。認知障礙症患者通常無法理解周圍發生的事情，並且可能認為周圍的人的行為或言語很煩厭。由於他們失去了自制能力，這或會阻礙他們理解其行為所引致的後果。

常見的觸發點

- ❑ 疼痛或不適
- ❑ 缺乏休息或睡眠
- ❑ 視力或聽力問題
- ❑ 藥物的副作用(如神經緊張或多疑)
- ❑ 周圍環境太多活動
- ❑ 不熟悉的環境
- ❑ 日常規律的改變
- ❑ 感到壓力和挫折
- ❑ 恐懼
- ❑ 由於大腦的變化而失去自制能力
- ❑ 被告知要做一些他們不再知道該怎麼做的事情
- ❑ 溝通不足
- ❑ 醫療問題
- ❑ 身體受到約束

減少攻擊或好鬥行為的策略

改變家居環境

- ❑ 避免噪音過大或活動過多的地方，以及太多人和凌亂的空間。
- ❑ 保留他們熟悉的物品如相片、毛公仔、喜歡的衣服或軟布，這類物品有機會使患者鎮靜下來。
- ❑ 此外，患者最喜歡的寵物或者也能使他/她平靜下來。
- ❑ 盡量避免更改家中事物。例如：嘗試將患者使用的或最喜歡的椅子放在同一個地方。如果需要進行更改，請慢慢進行。

避免讓患者感到挫敗

- ❑ 對患者保持合理的期望。
- ❑ 接受他/她將無法完成所有以前能做的事情。
- ❑ 在患者得到足夠休息後，才安排可能令他/她感到壓力的活動。
- ❑ 考慮在患者起床和早餐後盡快幫他/她洗澡。
- ❑ 確保患者得到充分的休息。
- ❑ 讓患者做運動，例如每天與他/她一起散步。
- ❑ 如果患者未能完成或執行任務，請不要催促他/她繼續嘗試。
- ❑ 分散患者的注意力，並讓患者稍後再次嘗試。

建立生活規律

- ❑ 在每天同一時間做相同的事情。
- ❑ 限制選擇的數量，以避免患者感到混淆。例如：讓患者從兩條褲子中選擇穿哪一條，而不是讓他/她從十條褲子中作出選擇。
- ❑ 將任務分拆為多個部分，並逐步給予指示。
- ❑ 在給予另一個指示前，允許患者先完成前一個步驟。
- ❑ 認可患者的想法，支持和接受患者相信的事情，即使這與現實或你的信念不相符。
- ❑ 不要指出患者的説話不合理。患者真的相信他們説的話；試圖説服他們是錯，只會讓他們不高興。因此，認同他們或改變話題或是較好的方法。
- ❑ 如果你知道某種情況會令患者感到不安的話，請你盡量保持靈活變通。例如：患者在準備睡覺時可能會變得焦躁，便應盡可能縮短這段時間和令患者感到愉快。
- ❑ 切勿快速地接近患者。
- ❑ 不要驚嚇患者，常常從前面接近他們。
- ❑ 要注意你的肢體語言，因為患者可能會感受到你的憤怒和沮喪，盡量避免將手放在腰部(兩手叉腰)、皺眉或用手指指著患者。

- ❑ 不要一次過問太多問題或作出太多陳述。
- ❑ 盡量讓患者告訴你他是否感到心煩，這可讓你了解應該做些什麼。

防止沮喪失控

- ❑ 觀察患者感到沮喪的跡象，如坐立不安、煩躁不安和大聲說話。
- ❑ 一旦確定了跡象就可以嘗試防止情況惡化。
- ❑ 以平靜和直接的方式來應對憤怒和情緒爆發，你或能防止憤怒情況變得更差。
- ❑ 清楚平穩地說：「你在這裡很安全，沒有人會傷害你」，要平心靜氣不停地重複這句話，直到患者停止其行為。
- ❑ 如果患者在嘗試完成任務時感到苦惱，請讓他嘗試其他任務。當患者不再感到苦惱時，讓他/她回到第一個任務。
- ❑ 如果患者在穿襪子時感到心煩，請他/她休息一下並梳理其頭髮。當患者平靜下來，嘗試讓他再次穿上襪子。
- ❑ 查清令患者感到憤怒或躁動的原因(源自身體還是環境因素)。
- ❑ 如果可以的話，讓患者遠離令他/她沮喪的處境，例如帶他到寧靜的房間或與他散步。
- ❑ 避免當面對質。
- ❑ 盡量分散患者的注意力或向他/她提供其他活動，例如：建議他/她看看相簿或與他喝一杯茶。
- ❑ 尊重患者的個人空間。
- ❑ 與患者保持一定的距離，這可能讓他/她感到更舒適。如果你走得太近，他/她可能會感到受威脅，因而變得生氣或襲擊你。

當暴怒結束

- ❑ 不要在患者情緒爆發後責怪他，因他/她很有可能已忘記了有關行為。
- ❑ 不要以為患者的情緒爆發與自己有關，其實他可能只是感到沮喪或困惑。
- ❑ 要特別注意可能導致問題的原因和情境，你或能夠看到事情發生的模式或確定患者憤怒的原因。當你記錄情緒爆發並想尋找模式時，要注意發生了什麼事、當時誰在場，以及在打鬥事件前發生了什麼事，這將有助你避免此問題。
- ❑ 給患者一些獨處的時間，在你再次接近他之前，讓他有足夠的時間冷靜下來。

擔憂、恐懼、焦慮和抑鬱

什麼是擔憂、恐懼、焦慮和抑鬱？

這些都是隨著認知障礙症的病情惡化而可能出現的常見感受。雖然患者未必會直接表達這些感受，但他們看起來很悲傷或沒精打采，有可能會緊張地扭絞他們的手或在家中不停地跟著照顧者。

為什麼患者會有以上的感受？

這些感受表達了他們對正在發生的事情感到恐懼和焦慮，或對身處的位置感到困惑。

常見的觸發點

- ❑ 對能力喪失的反應，特別是在認知障礙症初期
- ❑ 迷失方向或混淆的感覺可能會導致焦慮和恐懼
- ❑ 大腦的物質變化
- ❑ 藥物的副作用
- ❑ 身體疾病
- ❑ 孤立
- ❑ 疲勞
- ❑ 無法無視不想要的外來刺激，如巨大的噪音和人群

管理恐懼和痛苦的策略

- ❑ 盡量保持日常生活規律。
- ❑ 讓患者表達他／她的感受。
- ❑ 如果患者能用言語表達感受，請給他／她機會談及其擔心或焦慮。聆聽他／她的說話並安慰他。
- ❑ 如果患者難以用言語表達情緒，可善用圖畫，嘗試讓他／她指出一張能表達其感受的圖片。
- ❑ 如果以上方式沒有作用，可以開始猜測，如說：「你感到擔心嗎？如果你感到擔心，請點頭。」
- ❑ 為患者提供他／她喜歡的零食或飲料。
- ❑ 在你需要離開之前，不要向患者提及你將要離開。
- ❑ 播放舒緩的音樂。
- ❑ 嘗試給患者擁抱、輕揉背部或手臂、牽手、或其他可能帶來舒適感的觸摸方式。
- ❑ 以平靜的語氣說話。你可以說：「你今天看起來很擔心，記住我來這裡是為了幫助你。」
- ❑ 保持正面情緒，多稱讚患者會讓你和患者感覺良好。
- ❑ 確定大型群體活動會否令患者感覺更差；他／她會否從熱鬧、活躍的聚會中受益。
- ❑ 了解患者過往有什麼喜好、喜歡什麼，因為類似的活動可能仍然吸引他／她。
- ❑ 為患者安排活動。
- ❑ 空閒時間或會導致患者有情緒或行為問題。雖然有些活動會令患者感到沮喪，但讓他／她從事可以做的活動是很重要的。又或許可以讓患者在幫助下完成某些事情，如幫忙做一些雜務會讓患者感到很愉快，保持忙碌和開心將有助穩定患者的情緒。
- ❑ 根據患者過去的愛好和興趣來為他安排活動。應考慮患者的優點和缺點，並選擇一些可運用其優勢的活動，避免讓他／她做一些他不能做到的事情。

- ❑ 在每天的活動中安排一些愉快或有助改善情緒的事情。這可能是簡單的活動，如散步、園藝、聽音樂、或與朋友、親戚通電話。也可以考慮一些簡單容易的骨牌或撲克遊戲，如用一些較大的骨牌或簡化的撲克遊戲。
- ❑ 與患者的醫生交談。抑鬱症的治療和許多抗抑鬱藥，尤其是SSRI(選擇性血清素再吸收抑制劑)藥物，普遍對患者非常有效。抑鬱症患者通常伴隨有焦慮症，兩者可以用相同的藥物治療。一些藥物會使患者情況變差，因此最好讓醫生知道你看到的情況。
- ❑ 要知道患者什麼時候沒有那麼累，並在該時段做重要的事情。
- ❑ 讓患者與專業輔導員交談，或者可以提供個人或團體心理治療予早期認知障礙患者。

令人困擾的信念：看見、聽見或感官幻覺

什麼是令人困擾的信念？

記憶力減退的人有時可能會出現幻覺或妄想。幻覺是患者感覺得到但並不存在的東西。他/她可能會看到、聽到、聞到、嚐到或感受到這些東西。妄想是對某些事物有錯誤的信念，通常很難成功說服患者他/她的想法是錯誤的。雖然幻覺和妄想是想像出來的，但它們都看似非常真實，並能引起極度焦慮，甚至恐慌。

為什麼會出現令人苦惱的信念？

認知障礙症引起的視覺感知障礙，可能會導致患者相信他/她看到不存在的人。理解能力下降也會導致妄想或幻覺的產生。

常見的觸發點

- ❑ 黑暗的環境；不均勻的燈光導致陰影
- ❑ 身體狀況，如感染、發燒、疼痛、便秘或脫水
- ❑ 忘記東西放在哪裏(如錢包)
- ❑ 日常規律被打亂
- ❑ 陌生人
- ❑ 藥物的副作用
- ❑ 視力或聽力欠佳
- ❑ 環境中的噪音或活動太多

策略

- ❑ 不用理會那些並不困擾患者的幻覺或妄想，這些可能會給患者帶來安慰。例如：患者相信他們正在與已去世的親屬交談，或者他們聽到愉快的音樂。

- ❑ 不要與患者爭論他/她所看到或聽到的事。
- ❑ 認同患者可能會因妄想和幻覺而感到驚嚇。
- ❑ 回應患者表達的感受，並給予肯定和安慰。
- ❑ 關閉電視機，尤其在播放暴力或令人不安的節目時。
- ❑ 患者可能無法分辨電視上看到的內容與現實。
- ❑ 盡量分散患者的注意力到其他話題或活動上。
- ❑ 有時候走到另一個房間或外出散步可能有幫助。
- ❑ 確保患者的安全，讓他/她無法取得任何可能對自己或其他人造成傷害的物件(例如刀和剪刀)。
- ❑ 對懷疑的情況進行調查，確保並不是真實的。
- ❑ 向患者的醫生諮詢：
  - ○ 審查藥物是否導致妄想、幻覺的出現
  - ○ 潛在的病因
  - ○ 潛在的視力或聽力問題
  - ○ 如果患者變得暴力或具威脅性，可以使用藥物治療妄想

從家居環境著手

- ❑ 維持日常規律，並盡量安排相同的護理人員。
- ❑ 確保患者身處的位置有足夠的燈光，在晚上可使用夜光燈。
- ❑ 輕觸以安撫患者。
- ❑ 向患者保證現在是安全的。
- ❑ 定期清潔患者的眼鏡和/或檢查助聽器是否運作正常。
- ❑ 調整患者社交活動的類型和數量(例如進入家中的人數)。

睡眠障礙

什麼是睡眠障礙？

記憶力減退的人經常難以入睡。睡眠障礙可能包括無法入睡、無法保持睡眠、整夜不停醒來和/或遊走、夜間變得煩躁不安和/或有一些痛苦想法喚醒患者。

為什麼會出現睡眠障礙？

- ❑ 生理或醫學原因，可能包括疼痛、潛在疾病(糖尿病、充血性心衰竭)或感染(尿道感染)、抑鬱症或藥物副作用。

- ❑ 環境原因可能包括室溫(太熱或太冷)、燈光(太亮或太暗)、噪音(電視機、收音機或來自其他人的噪音)或環境變化(從住所轉到醫院)。
- ❑ 其他原因可能包括午睡時間太長、對日間發生的事情感到焦慮或不安、沒有足夠的體力活動、攝取過多的咖啡因或酒精、飢餓,以及令患者不安的想法、信念或夢境。

常見的觸發點

- ❑ 不舒服的環境
- ❑ 不均勻的燈光導致陰影
- ❑ 感染、發燒、疼痛或飢餓等身體狀況
- ❑ 攝取過多飲料,尤其是咖啡因或酒精
- ❑ 運動不足
- ❑ 藥物的副作用
- ❑ 視力或聽力不佳
- ❑ 環境中的噪音或活動太多

策略

- ❑ 向醫生諮詢,以確定藥物、潛在的醫療問題、疼痛、不寧腿症候群或睡眠窒息(呼吸困難)是否導致睡眠障礙的原因。
- ❑ 向醫生諮詢能否在早上服用導致失眠的藥物。
- ❑ 建立日常規律,當中包括鍛煉身體的時間。
- ❑ 在下午5時或之前停止攝入含有咖啡因的飲料(咖啡、茶和汽水)或朱古力。
- ❑ 確定環境是否有助睡眠(例如:不要太暗或太亮、安靜)。
- ❑ 培養在睡前進行靜態活動的習慣,如聽舒緩的音樂。
- ❑ 如果患者出現夜間遊走的情況,請確保家居環境安全。(例如:在大門安裝鎖、警報或鈴鐺,以便大門打開時發出聲響;移除危險物品或不要讓患者接近廚房或爐具)。
- ❑ 避免與患者爭論或者談論第二天會發生的事。
- ❑ 盡量避免讓患者午睡。但如有必要,讓他盡早午睡或限制午睡時間。
- ❑ 關上電視機,尤其在播放暴力或令人不安的節目時。

從家居環境著手

- ❑ 保持日常規律，並盡量由相同的人員照顧或陪同患者。
- ❑ 確保患者身處的位置有足夠的燈光，在晚上可使用夜光燈。
- ❑ 輕觸以安撫患者。
- ❑ 向患者保證現在是安全的。
- ❑ 定期清潔患者的眼鏡和／或檢查助聽器是否運作正常，並把它們放在床邊。

第八章

工作紙

壓力日記

嘗試不同的減壓技巧，看看哪一種最適合你。請持續練習這些技巧。你越使用更多自己喜歡的策略，便越能減輕你的照顧壓力。此外，嘗試記錄令你感到壓力大的情況，以及在這些情況下使用不同的減壓技巧能如何幫助你。「壓力日記」可以幫助你記錄這些情況。在使用該技巧之前和之後，採用以下量表評估你的壓力程度：

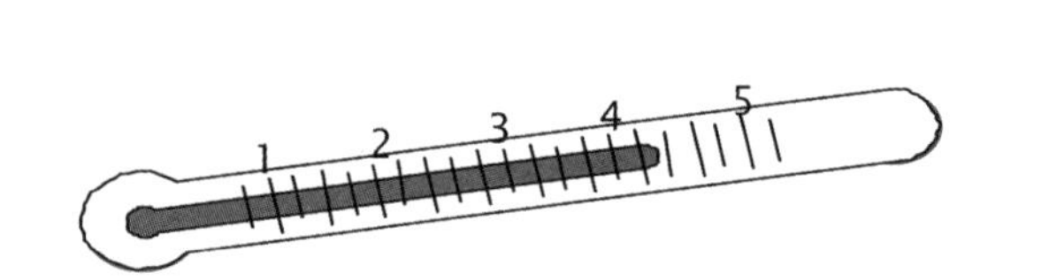

1= 不緊張

2= 少少緊張

3= 一般緊張

4= 頗緊張

5= 非常緊張

日期	情況	緊張程度	評論
		之前：______ 之後：______	
		之前：______ 之後：______	
		之前：______ 之後：______	
		之前：______ 之後：______	
		之前：______ 之後：______	
		之前：______ 之後：______	

行為追蹤表格

行為症狀是不同類型的認知障礙症的共同特徵，可以發生在不同的疾病階段，而大多數患者都會出現一種或多種行為症狀。運用常規的活動可以預防行為症狀，但並不能完全避免，有些行為或比其他行為更難處理。你可使用此工作紙來描述你認為較具挑戰性的行為，並記錄事情發生的情況。

找出行為的出現模式及可以改變的潛在原因。你看見任何模式嗎？這行為症狀是否在一天中的特定時間發生？當時有其他人在家嗎？請參閱本指南中的策略，並識別解決此問題的方法。與專業醫療人員和其他家人分享此工作紙，他們或能提供有用的建議，以應對患者不同的行為。

日期	描述行為症狀	列出行為症狀發生的時間	行為症狀出現之前，發生了什麼？	行為症狀出現後，發生了什麼？

採用活動的一般注意事項

列印此提示表並張貼在冰箱上或一個你能容易查閱的位置上，這是一個幫助你記住如何每天運用活動的工具。

簡化場地

- 為活動安排一個舒適的位置並移除不必要的物品。
- 減少干擾（電視機或收音機）。
- 確保場地有足夠的燈光。

簡化活動

- 預先安排並設置活動。
- 使用明亮且對比鮮明的簡單材料。
- 如有需要，可在物品加上標籤。
- 減少活動的步驟。

提高參與

- 選擇重複和／或熟悉的活動。
- 提供言語或動作上的協助，避免患者感到沮喪。
- 多鼓勵和稱讚。
- 記住並沒有所謂正確或錯誤的方式。

有效地溝通

- 用平和、冷靜的聲線。
- 使用1或2個步驟的簡單説明或指示。
- 避免負面的説話——保持積極、正面的態度。

隨著能力的改變去修改活動

認知障礙症患者的能力可能會發生變化，因此難以參加過往享受的活動。

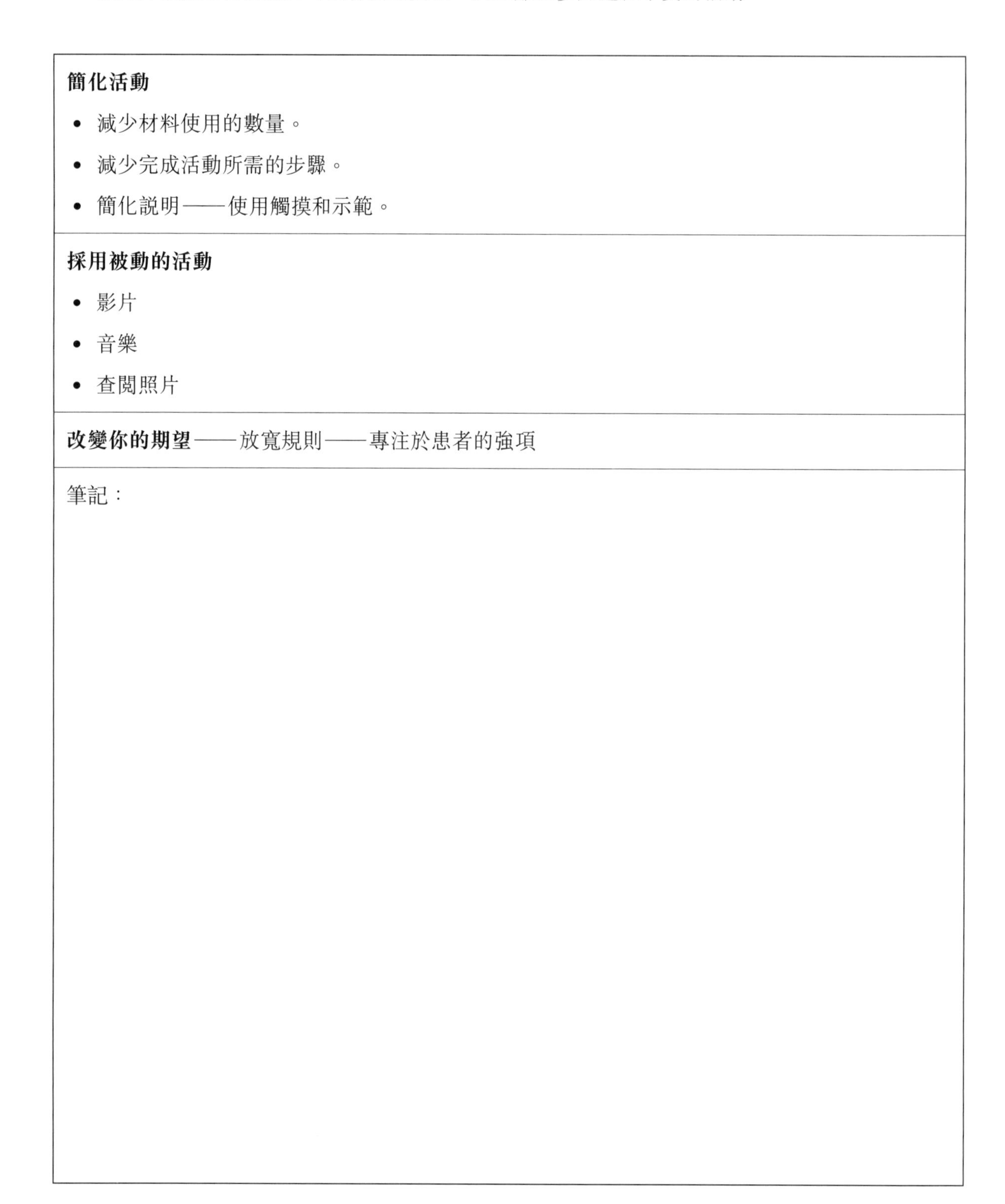

簡化活動

- 減少材料使用的數量。
- 減少完成活動所需的步驟。
- 簡化説明——使用觸摸和示範。

採用被動的活動

- 影片
- 音樂
- 查閱照片

改變你的期望——放寬規則——專注於患者的強項

筆記：

如何簡化活動以鼓勵患者參與？

認知障礙症患者的能力會隨著時間而變化，你可能需要簡化活動以便他/她繼續參與。你可以使用此工作紙來列出特定的活動，並想想如何使該活動變得更簡單。假設患者喜歡製作沙律，但再不能夠安全地切食材，那麼你可以購買預先切好的材料或自己把食材切成小片，然後讓他/她把不同材料混合起來。又假設患者喜歡製作串珠頸鍊，但現在已無法將珠子串在繩子上，你也可以讓他/她按顏色為珠子分類。這些只是改變活動方式的例子，讓患者可以做到和參與適合他們的事情。

<table>
<tr><th>列出每個活動</th><th>列出簡化活動的方法</th></tr>
<tr><td rowspan="3"></td><td></td></tr>
<tr><td></td></tr>
<tr><td></td></tr>
<tr><td rowspan="3"></td><td></td></tr>
<tr><td></td></tr>
<tr><td></td></tr>
<tr><td rowspan="3"></td><td></td></tr>
<tr><td></td></tr>
<tr><td></td></tr>
</table>

輕鬆度過每一天

在這工作紙上列出你照顧患者時所面臨的考驗，並在本指南找出有用的策略。透過列出潛在的策略在本工作紙上，你可以每天查閱，更能容易地與其他家人分享這些建議和提示。

列出照顧的考驗	列出改善的方法

筆記

哪些策略有效？

哪些策略沒有效？

現在或將來，你會考慮採用哪些策略或活動？